现代著名老中医名著重刊丛书·《第八辑》

正骨经验汇萃

山东中医学院　编写

梁铁民　董伯津　陶瑞秀　整理

U0391754

人民卫生出版社

图书在版编目（CIP）数据

正骨经验汇萃/山东中医学院编写. —北京：人民
卫生出版社，2012.2
ISBN 978-7-117-15251-8

Ⅰ.①正… Ⅱ.①山… Ⅲ.①正骨疗法
Ⅳ.①R274.2

中国版本图书馆 CIP 数据核字(2011)第 256214 号

人卫智网	www.ipmph.com	医学教育、学术、考试、健康，购书智慧智能综合服务平台
人卫官网	www.pmph.com	人卫官方资讯发布平台

现代著名老中医名著重刊丛书

第 八 辑

正骨经验汇萃

编　　写：山东中医学院
出版发行：人民卫生出版社（中继线 010-59780011）
地　　址：北京市朝阳区潘家园南里 19 号
邮　　编：100021
E - mail：pmph @ pmph.com
购书热线：010-59787592　010-59787584　010-65264830
印　　刷：北京盛通印刷股份有限公司
经　　销：新华书店
开　　本：850×1168　1/32　印张：4.5　字数：89 千字
版　　次：2012 年 2 月第 1 版　2025 年 3 月第 1 版第 11 次印刷
标准书号：ISBN 978-7-117-15251-8/R・15252
定　　价：14.00 元

打击盗版举报电话：010-59787491　E-mail：WQ @ pmph.com
质量问题联系电话：010-59787234　E-mail：zhiliang @ pmph.com

出版说明

自 20 世纪 60 年代开始，我社先后组织出版了一些著名老中医经验整理著作，包括医案、医论、医话等。半个世纪过去了，这批著作对我国现代中医学术的发展发挥了积极的推动作用，整理出版著名老中医经验的重大意义正在日益彰显。这些著名老中医在我国近现代中医发展史上占有重要地位。他们当中的代表如秦伯未、施今墨、蒲辅周等著名医家，既熟通旧学，又勤修新知；既提倡继承传统中医，又不排斥西医诊疗技术的应用，在中医学发展过程中起到了承前启后的作用。他们的著作多成于他们的垂暮之年，有的甚至撰写于病榻之前。无论是亲自撰述，还是口传身授，或是由其弟子整理，都集中反映了他们毕生所学和临床经验之精华。诸位名老中医不吝秘术，广求传播，所秉承的正是力求为民除瘼的一片赤诚之心。诸位先贤治学严谨，厚积薄发，所述医案，辨证明晰，治必效验，具有很强的临床实用性，其中也不乏具有创造性的建树；医话著作则娓娓道来，深入浅出，是学习中医的难得佳作，为不可多得的传世之作。

由于原版书出版的时间已久，今已很难见到，部分著作甚至已成为中医读者的收藏珍品。为促进中医临床和中医学术水平的提高，我社决定将部分具有较大影响力的名医名著编为《现代著名老中医名著重刊丛书》并分辑出版，以飨读者。

第一辑　收录 13 种名著

《中医临证备要》　　　　　《施今墨临床经验集》

《蒲辅周医案》　　　　　　《蒲辅周医疗经验》

《岳美中论医集》　　　　　《岳美中医案集》

《郭士魁临床经验选集——杂病证治》

《钱伯煊妇科医案》　　　　《朱小南妇科经验选》

《赵心波儿科临床经验选编》《赵锡武医疗经验》

《朱仁康临床经验集——皮肤外科》

《张赞臣临床经验选编》

第二辑　收录 14 种名著

《中医入门》　　　　　　　《章太炎医论》

《冉雪峰医案》　　　　　　《菊人医话》

《赵炳南临床经验集》　　　《刘奉五妇科经验》

《关幼波临床经验选》　　　《女科证治》

《从病例谈辨证论治》　　　《读古医书随笔》

《金寿山医论选集》　　　　《刘寿山正骨经验》

《韦文贵眼科临床经验选》　《陆瘦燕针灸论著医案选》

第三辑　收录 20 种名著

《内经类证》　　　　　　　《金子久专辑》

《清代名医医案精华》　　　《陈良夫专辑》

《清代名医医话精华》　　　《杨志一医论医案集》

《中医对几种急性传染病的辨证论治》

《赵绍琴临证 400 法》　　　《潘澄濂医论集》

《叶熙春专辑》　　　　　　《范文甫专辑》

《临诊一得录》　　　　　　《妇科知要》

《中医儿科临床浅解》　　　《伤寒挈要》

《金匮要略简释》　　　　　《金匮要略浅述》

《温病纵横》　　　　　　　《临证会要》

《针灸临床经验辑要》

第四辑　收录 6 种名著

《辨证论治研究七讲》　　《中医学基本理论通俗讲话》

《黄帝内经素问运气七篇讲解》《温病条辨讲解》

《医学三字经浅说》　　　《医学承启集》

第五辑　收录 19 种名著

《现代医案选》　　　　　《泊庐医案》

《上海名医医案选粹》　　《治验回忆录》

《内科纲要》　　　　　　《六因条辨》

《马培之外科医案》　　　《中医外科证治经验》

《金厚如儿科临床经验集》《小儿诊法要义》

《妇科心得》　　　　　　《妇科经验良方》

《沈绍九医话》　　　　　《著园医话》

《医学特见记》　　　　　《验方类编》

《应用验方》　　　　　　《中国针灸学》

《金针秘传》

第六辑　收录 11 种名著

《温病浅谈》　　　　　　《杂病原旨》

《孟河马培之医案论精要》《东垣学说论文集》

《中医临床常用对药配伍》《潜厂医话》

《中医膏方经验选》　　　《医中百误歌浅说》

《中药炮制品古今演变评述》《赵文魁医案选》

《诸病源候论养生方导引法研究》

第七辑　收录 15 种名著

《伤寒论今释》　　　　　《伤寒论类方汇参》

《金匮要略今释》　　　　《杂病论方证捷咏》

《金匮篇解》　　　　　　《中医实践经验录》

《罗元恺论医集》　　　　《中药的配伍运用》

《中药临床生用与制用》　　《针灸歌赋选解》
《清代宫廷医话》　　　　　《清宫代茶饮精华》
《常见病验方选编》　　　　《中医验方汇编第一辑》
《新编经验方》

第八辑　收录11种名著

《龚志贤临床经验集》　　　《读书教学与临症》
《陆银华治伤经验》　　　　《常见眼病针刺疗法》
《经外奇穴纂要》　　　　　《风火痰瘀论》
《现代针灸医案选》　　　　《小儿推拿学概要》
《正骨经验汇萃》　　　　　《儿科针灸疗法》
《伤寒论针灸配穴选注》

　　这些名著大多于20世纪60年代前后至90年代初在我社出版，自发行以来一直受到广大读者的欢迎，其中多数品种的发行量达到数十万册，在中医界产生了很大的影响，对提高中医临床诊疗水平和促进中医事业发展起到了极大的推动作用。

　　为使读者能够原汁原味地阅读名老中医原著，我们在重刊时尽可能保持原书原貌，只对原著中有欠允当之处及疏漏等进行必要的修改。为不影响原书内容的准确性，避免因换算等造成的人为错误，对部分以往的药名、病名、医学术语、计量单位、现已淘汰的临床检测项目与方法等，均未改动，保留了原貌。对于原著中犀角、虎骨等现已禁止使用的药品，本次重刊也未予改动，希冀读者在临证时使用相应的代用品。

人民卫生出版社
2011年10月

前言

  中医正骨学,同中医学其他各科一样,具有悠久的历史。通过历代的不断实践,内容很丰富,对保障劳动人民健康起着重要的作用。

  1960年4月,我院举办了全国正骨师资培训班。学员来自全国各地,多系有临床经验的正骨医师。为使分散各地的宝贵经验得以交流推广,特组织学员们召开了一次经验交流座谈会。学员们为了提高正骨的技术水平,更好地为患者解除疾患,打破了保守思想,把世代相传的正骨术和验方,以及个人的临床经验,无保留地全部贡献出来。本书就是根据大家贡献的资料,经过整理而成的。

  本书的内容比较丰富。每一病种列有数种治疗方法,而且各显其长,很适合临床交流应用。为了便于参考,我们按照资料的性质,分为:诊断、骨折、脱臼、伤筋及附编(附编中的方剂编号,是为了第一至四编便于查索而编),共计五部分。由于我们的水平所限,本书错误之处在所难免,敬希读者批评指正。

山东中医学院伤科教研组

梁铁民 董伯津 陶瑞秀

1962年10月

交流人姓名及工作单位名称
（按姓氏笔画为序）

马步月大夫　山东省菏泽县城关卫生院

王立华大夫　安徽省颖上县医院

王乐卿大夫　山东省烟台市立医院

王振邦大夫　北京市立中医院

尹祖明大夫　广西柳州市联合诊所委员会

兰绍卿大夫　四川省成都市骨伤专科医院

田景阳大夫　山东省青岛市台东区联合医院

邢云龙大夫　内蒙古自治区呼和浩特市郊区医院

刘仁昌大夫　山东省聊城专区中医研究所

汤琢成大夫　安徽中医学院

吴月汉大夫　江苏省南京市中医院

吴少芳大夫　江西省抚州市立医院

张凤坦大夫　山东省淄博专区中医研究所

张健民大夫　湖北省立中医院

诸方受大夫　南京中医学院

李占运大夫　新疆乌鲁木齐市中医第二门诊部

李世芳大夫　山东省昌潍专区人民医院

李光邺大夫　上海第二军医大学附属医院

陈发淦大夫　海南省海口市联合医院

严长林大夫　云南省昆明市中医院

严春生大夫　吉林省长春市中医院

林振钦大夫　福建省福州市人民医院

姜友民大夫　河南省平乐正骨学院

姜守义大夫　内蒙古自治区包钢卫生处正骨所

姚胜年大夫　甘肃省中医院

涂文辉大夫　江西中医学院

徐会起大夫　山东省苍山县长城公社医院

容佐朝大夫　广西僮族自治区人民中医院

曹振之大夫　河北省天津中医学院

廖瑞德大夫　广东省肇庆镇卫生院

滕立衍大夫　吉林省长春中医学院

樊春洲大夫　黑龙江省哈尔滨市中医院

目录

11

13

第一编 诊 断

一、切摸法（即触诊法）姜友民

1. 切摸肿胀　肿的面积大，为软组织伤重；面积小，为软组织伤轻。若局部按之绵软，为新伤或浅部伤血；若局部按之肿硬，为深部内出血或两三日的浅部伤血；若按局部绵软，被动活动以下的关节而局部感有捻发音为气聚；若按局部坚硬，而感捻发音为筋伤，是气血聚于筋肉之间所致。

2. 切摸温度　局部温度正常为新伤，两三日后即稍增高。若局部灼热，为热毒滞塞欲待溃破；若局部发凉，为气血积滞或风寒湿邪凝结。

3. 切摸疼痛　疼重而有重点者为骨折；若持重力丧失者为完全折；虽疼尚能持重者为裂纹折。疼轻为脱臼，疼成片状为挫伤。总之新伤疼重，旧伤疼轻；疼有定处为形伤，疼若游走为气伤。

4. 切摸形象　凡触骨骼首当望其形象，在其畸形明显处，以拇指轻轻推按，寻觅主要压痛点。若在该处触到明显凸凹现象多为横形骨折；若两侧均能触到不明显的凸出现象，而凸出面又不在同一水平线上，多为斜形骨折。若局部变粗而触不到明显的凸出面，稍稍用力

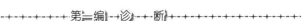

即感到散乱的摩擦声音，多为粉碎骨折。凡触关节亦当望其畸形，若伤后关节出现畸形，当以拇指轻轻寻觅远端关节所脱落的位置。

5. 切摸假活动　助手固定患部上端，不使移动，医者一手握患部，另手握远端，远端手不动，患部手轻向内、外、前、后推动，寻找有无假活动现象。但动作要轻，得出情况即可。若推向一侧有活动现象，他侧无有，多为柳枝骨折；若内、外（或前、后）侧稍有活动现象，而前、后（或内、外）侧活动明显，多为斜形骨折；若推向四面均有明显的活动现象，多为横形骨折。骨折经治疗后，若推动仍有活动现象，为折端尚未愈合；若推之不动，则为折端愈合。

二、腰疼鉴别诊断法　田景阳

患者腰部前屈，医者用两拇指点揉其两昆仑穴 1 分钟，若疼感不减，多为内因腰疼；若疼感减轻，多为外伤腰疼。

第二编 骨 折

一、固定法 姜友民

骨折后固定，首先要达到牢、短、少的要求。牢是保证骨骼正常和加速愈合；短是在不影响愈合的情况下，尽量缩短固定时间；少是在折端稳固的原则下，固定部位以越少越好，以免阻碍气血流通。凡是四肢骨折，一般将调好的接骨丹（91）或皮铜壳接骨丹（92）按部位大小摊在黑布上敷于患部，但须围绕折端一周，再用白布缠绕三五层，外附竹板四条，以布带三条在板外均绕两周，在板上做结。但为加强固定，可同时配合下列二法：

1. 砌砖法 适用于下肢骨折。用青砖（绵纸包裹）分别砌放于下肢内、外两侧，高与下肢前面取齐，可使患肢不致移动。

2. 压棉法 这是一种内助法，适用于骨折容易变位的地方，或弯曲的地方。将竹板制成弯形，或用布做一棉垫附着于患部缚好，以助固定。另外，有些骨折端正复后，如不加以按压即又凸出的，应用此法最好。

二、下颌骨折固定法　吴少芳

器械：用钢板做一块马蹄形的托板，在口外托住下颌骨体，口腔内做一半圆形的压板（尺寸以能扣压大小白齿为准），尾端与托板连在一根活轴上面（形如纸夹子），轴的一端装一加压的螺丝，借以调节压力，另备塑胶少许。

固定：折端经正复后，置托板于下颌骨体部（板上垫棉垫），将加热后的塑胶盖住近折端所有的牙齿，用拇指压紧，上复压板，调整适当的压力，再用四头带兜住。

三、四肢骨干骨折固定法　王振邦

器械：纸板两个，纸排子六根（均用原书纸折叠，宽窄厚薄适宜，四角剪成钝角，纸板的四周需剪些缝），寸白带子三条，木托板一块，白布带两三卷，绷带、棉花、纱布、敷料等。

固定：折端经正复后，将外敷药摊于敷料上，包患处一周，以布带缠绕两三层（折叠时尽量在两端）；再把两纸板分前、后（或上、下）对称地放好用绷带缠两周；再将六根纸排子均匀地附于四周，用寸白带三条分上、中、下均绕两周，在纸排上做结；然后令助手微微牵引，最后以绷带包裹。如系上肢骨折前臂附托板，吊于颈部。

四、肱骨骨折正复法

1. 骨干骨折华佗式正复法　张健民

器械：马鞍形肩托一个，橡皮筒一个（长短与腋窝前后相等，靠近腋窝部分垫较厚的海绵，两端系皮带，固定于肩上）。再以木棒一根（长约1.5m，直径约10cm），穿过橡皮筒，后端固定于门上或木架上，助手握住前端。

操作：患者正坐，系好肩托，穿过木棒，一助手握木棒前端（木棒后端与肩平，前端稍低），上抬（抬至前、后相平，借以稳定肩关节，并起到反牵引作用）；一助手握住患肘，屈成90°角，另手握患肢腕关节向远端牵引，随时调整患臂的顺线。

医者立于患者外侧，两手环握折端四周，向内、外侧（或前、后方）摆动数次，使周围软组织分离，再按突出、提凹陷正平（图1）。若患部血肿严重，不能即时正复者，须内服羌活五积散（15）三五剂，待肿消后再正。

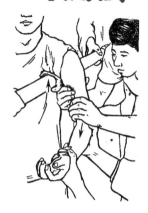

图 1 华佗式正复法

固定：将接骨丹（104）调好摊于布上，敷患部一周，以绷带缠绕，上至肩关节，下至肘关节下，外附杉木皮（长短宽窄按体形制造）四条，排列于前、后、内、外，再以绷带缠绕，从腋窝至手掌。最后附直角托板将患臂固定于屈位，绷带缠绕后，吊于颈部。

2. 髁上骨折角度正复法

法一：（适用于伸展形骨折）　樊春洲

操作：伸展形髁上骨折的远端，被上臂的肌肉拉向后方移位，与近端的距离很大，正复时使患臂下垂屈肘，医者在对面用两手心托肘，两拇指在前，余指在后环握折端，轻轻牵引后，使前臂逐渐伸直（借以缓松前臂肌肉的拉力），同时两拇指向后压近端，余指向前提远端，即可将折端正平。

固定：将调好的乌龙膏（93）摊于布上敷患部一周，以布绷带缠绕，随缠随在折端前后加附硬纸壳，固定于屈位，前臂附托板吊于颈部。伤后血肿严重者初服通经散（9），五至七日瘀散后继服接骨散（28）。

法二：姜守义

正复：患者仰卧，患臂伸直。一助手握肩部，另一助手握腕部，相对牵引，同时调正顺线。医者双手环握患处，两拇指由前向后压凸出的折端，余指由后向前提凹陷的折端，即可对正。

固定：伸展形骨折，内垫棉垫，外附小木板 5 条，排列于四周，以布绷带三条均绕两周，在板上做结，最后附直角托板，绷带缠绕，吊于颈部。屈曲形骨折，固定方法同，最后在患臂后侧附一长板，绷带缠绕。

药物：局部肿胀有内出血者，内服七厘散（22）加西红花、桃仁；肿消瘀散后，内服接骨散（36）或整骨丹（33）。有骨痂形成后，内服活血接骨丹（34）配合鹿茸活血散（55）服之。

五、尺、桡骨骨折正复法

1. 尺骨上 1/3 骨折兼桡骨头脱臼正复法　樊春洲

患者屈肘。医者一手握腕上，使前臂旋前，另手拇指下压桡骨头，使其复位。然后压桡骨头的拇指不动；拉前臂旋后，用另手拇、食二指相对挤压尺骨的两折断面，即可正平。将肘关节尽量屈成锐角，内收肩关节，使患臂贴于胸前，用绷带缠绕，但须经常练习指、腕等关节的屈伸活动。十日后解除绷带，逐步放开肘关节的角度。

2. 尺、桡骨干骨折正复法　樊春洲

患者正坐。一助手握肘关节，另一助手握腕部，在前臂旋前的位置向远端牵引。医者双手环握折端，先以相对挤压的手法将尺骨对正，然后令远端助手拉前臂旋后，同时以桡侧的手将靠近尺骨的折端向外侧挤压，与另一折端相对挤压正平。最后在旋后的位置于尺、桡骨中间的前、后方加压棉条或纸条后，再行固定，借以分离二骨的间隙。

3. 桡骨远端骨折正复及固定法

法一：樊春洲

正复：患者正坐。一助手握前臂，另一助手握手指，在患臂旋前的位置并偏向尺侧牵引，即可将嵌入的折端拉开。医者双手环握折端，令下端助手屈患者腕关节，同时相对挤压前后突出的折端，即可正平。

固定：折端对位后，拉前臂旋后，固定于腕部屈曲位置（图2）。但须经常练习各指关节的活动。七至十日后改换腕部伸位固定。

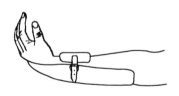

图 2　桡骨远端骨折固定法

法二：张健民

（1）新伤骨折：患者正坐，前臂伸直。一助手握前臂上段，另一助手握手指相对牵引。医者双手环握折端，令下端助手拉患手向尺侧并旋前的方向牵引，同时相对挤压前后的突出面，即可正平。

（2）陈旧性骨折

器械：木棒两根（长约 33cm，直径约 8cm），棉垫两块。

操作：患者正坐，前臂伸直，手心向上，助手二人握远近端相对牵引。折端上、下各放一棉垫，垫外放木棒。医者与另一助手各握一棒，相互搋压（用力要由轻渐重），即可正平（图 3）。

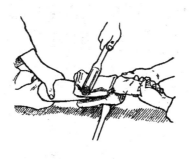

图 3　桡骨远端骨折正复法

固定：将接骨丹（104）调好后摊于布上，敷患部一周，以绷带缠绕；桡侧附一宽杉木皮围绕折端的掌、桡、背三面；背侧再附一长杉木皮，上至前臂中段，下至桡骨远端，外用绷带自上向下缠绕至手掌部。

按：此法使用时应当慎重。如果误时过久，或移位较严重的骨折，恐损伤周围的软组织。

六、掌骨与跖骨骨折正复法　姜守义

正复：助手握腕关节上（或踝关节）。医者一手握折端以下的手指（或足趾）向远端牵引；另手拇指在背侧，食指在掌侧（或跖侧），相对挤压两折端的凸出面，即可正平。

固定：用棉花卷成条状（粗细如筷）数条。折端正平后，以棉条垫于折端的内外侧，借以隔离掌（或跖）骨的间隙；背侧及掌（或跖）侧均须垫压。在背侧再加盖硬纸壳，手（或足）心用棉花垫起手（或足）弓，下托木板，以绷带缠绕。

药物：局部肿胀严重，或出现瘀血斑者，外用消炎散（70）或云南白药外敷。内服药同肱骨骨折。

七、锁骨骨折正复及固定法

法一：姜守义

正复：患者正坐。助手立于背后屈膝关节顶于胸椎上部，双手向后拉两肩峰（用力由轻渐重），借以拉开胸大肌。医者在前对立，一手向下压骨折内端，另手向上提骨折外端，即可对正。

固定：折端对正后，用胶布（宽 4～5cm，长同锁骨）横贴于锁骨上面，背部附丁字形夹板，外以"8"字形绷带缠绕。

药物：内服整骨丹（33）等。一般两三周即愈。

法二：吴少芳

器械：塑胶，竹筒（粗细直径约 4～5cm，长短与腋窝前后相等，外层先垫棉花，再用绷带缠绕）一个，绷带和棉花等。

固定：折端正平后，将锁骨上、下的凹陷少垫棉花，再加盖加热后的塑胶，腋窝内附竹筒（以绷带穿过竹筒与肩固定一起），外用"8"字形绷带缠绕，屈肘关节前臂吊于颈部，最后用一绷带从对侧肋部绕至患侧的肘关节上，拉紧做结，借以内收肘关节而拉长胸大肌。

八、肋骨骨折正复法

1. 气鼓法

法一：姜守义

正复：患者仰卧或侧卧，下面垫一枕头，折端向上。医者用拇指按住凸出的折端，令患者用力咳嗽，同时下压凸出面。下陷的折端，借其气自行鼓出。

固定：用棉条垫于肋间隙，外贴胶布，卧床休养。

药物：内服整骨丹（33）等。一般二十至三十五天即愈。

法二：张健民

正复：患者正坐，患侧臂向上高举，身躯偏向健侧。医者立于后面，腹部紧贴其背部，一臂从患侧腋下，绕前胸用手提住健侧腋窝。若前段骨折，令患者向后伸腰；中段骨折，向健侧倒；后段骨折，向前弯腰，下陷的骨折端即可自行突出复位（图4）。

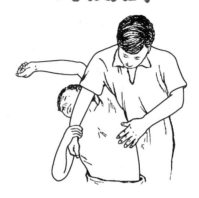

图 4　肋骨骨折正复法

固定：用厚帆布（宽 10cm 左右、长短相当于围胸廓一周）做一宽带，两端装窄皮带和卡扣，借以调节松紧；再用两条布带从背后绕肩上至胸前适合的位置与帆布钉在一起，防止固定后向下滑脱（图 5）。

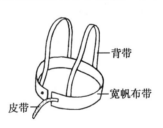

背带

宽帆布带

皮带

图 5　肋骨骨折固定器

2. 火罐法

法一：吴月汉

患者卧床，患部向上，下垫一枕。医者点燃酒精棉球放于骨折下陷处，随即扣上竹筒，同时令患者咳嗽，借自鼓之气和竹筒的吸力，即可将下陷的骨折端提出。外用多头带固定。

法二：邢云龙

正复时将调好的荞麦面做成一个适合火罐口径的圆形面圈，放于患处（下陷的折端在中央），凹陷处放一铜钱，钱上放酒精棉球，点燃棉球随即扣上火罐。3～4分钟后，折端即可对位。

按：一般单纯肋骨骨折移位者不常见，多不采取手法正复，只需固定后服药即可。若多发性骨折或较重的直接外力撞伤的骨折，有时出现一端下陷的移位，可酌情采用上法正复。

九、脊椎骨折镇平正复法　张健民

患者俯卧。一助手握住腋窝，另一助手握骨盆相对牵引。医者握拳，拳下垫一棉垫，按折端突出的棘突，微微震颤，再向下压。或下助手托起骨盆向左右旋转，即可正位（图6）。

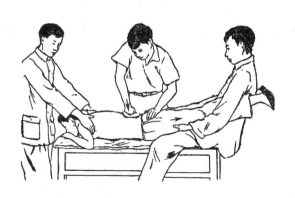

图6　脊椎骨折镇平正复法

十、尾椎骨折正复法　田景阳

正复：患者俯卧。医者用左手拇指按住骨折近端，右手中指戴胶套蘸油后，纳入肛门中，即可触到尾椎尖端，从肛门内向外提尖端，即可复位。

药物：外敷酒调接骨丹（17），内服接骨丹（17），每日早、晚各服一次，黄酒送下。一周内不宜端坐，两三周即愈。

十一、股骨颈骨折固定法　姚胜年

1. 屈曲固定法

器械：全架分作两层，下层为底板（长短和宽窄须适合患肢的尺寸），板下钉些木条，板上面的远端做成一些向前的齿槽；上层为屈膝托板，由两块木板用折页连接在一起（近端一块的尺寸相当于大腿一样长短，近端与底板用折页连接一起，远端一块的尺寸比小腿稍长些），在其远端的下面用折页连接一块竖板，下端插于底板的齿槽上面，借以调节膝关节的屈度（图7）。

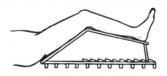

图 7　股骨颈骨折屈曲固定

固定：折端对正后。将患肢放于屈膝托板上面，用绷带缠绕。

2. 伸展固定法

器械：木板一块（长短比患肢稍长，宽窄适合体形），板下面横钉些木条。

固定：折端对正后。将患肢放于木板上面，用绷带缠绕（图8）。

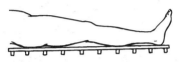

图 8　股骨颈骨折伸展固定

按：屈曲固定法适用于粗隆间骨折，伸展固定法适用于移位不明显的骨折。

十二、股骨远端骨折正复法　张健民

正复：患者仰卧于床上或桌上，膝关节与床外沿或桌外沿相齐，医者一手托住患侧膝关节上，另手握住小腿。助手握大腿中段，并下压骨折近端。医者向远端牵引，并屈其膝关节，同时向上提骨折远端，即可复位（图9）。

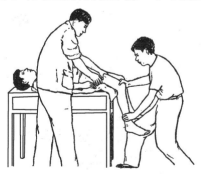

图 9　股骨远端骨折正复法

固定：复位后，用竹板或杉木皮固定（操作方法见肱骨干骨折）。仰卧屈膝 145°（腘窝下用枕头或棉衣垫起）的位置休养，两侧以砂袋或枕头倚住，以防左右倾斜。五至八周后开始练习屈伸活动。

十三、髌骨骨折海带固定法　张健民

用宽而厚的海带两三片，以水浸透，中间按髌骨大小割成圆形孔洞。折端对位后，套于髌骨上面，两端环绕膝关节用绷带扎紧，数小时后自行干燥，即可下地活动。

十四、跟骨骨折托底正复法　张健民

1. 横形骨折

正复：患者或坐或卧，踝关节伸直。一助手握小腿中段；医者一手握跗跖关节的背侧拉向跖屈，同时另手拇指横压折端即可正平。

固定：用凉鞋式固定器（木板作底，跟部稍窄些，足心内侧垫高，借以垫起足弓），以绷带绕踝部缠绕，但须保持踝关节背屈 90° 的位置。

2. 纵形骨折

正复：患者侧卧，患肢在上。一助手握小腿中段，另一助手由足底环握跖部，将踝关节固定于 90° 的位置。医者用两条木棒（长约 33cm 左右，直径约 2～3cm）置于跟骨的内外侧，握其两端用力挤压，折端即可吻合。

固定：正复后，用长木板或竹板两条，附于内外踝下面跟骨处，两端用绷带结扎，松紧适宜（图 10）。

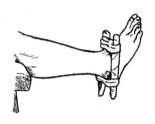

图 10　跟骨纵形骨折固定法

第三编　脱　　臼

一、下颌关节脱臼正复法

法一：王振邦

（1）内正法：患者坐于低位，背部靠墙，头稍低，尽量张口。医者对立面前。一侧脱位用一手、两侧脱位用双手的拇指，外包消毒纱布，伸入口内，置于臼齿部，余指在外下颌体部与拇指对握，拇指下压臼齿并向后推即可复位。正复后于下颌关节处轻轻按摩 3～5 分钟，使气血通畅。

19

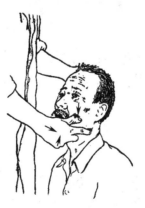

图 11　下颌关节脱臼外正法

（2）外正法（适用于老年人而无牙齿的脱位）：患

者与医者的位置同上。拇指不伸入口中，置口外相当于臼齿部，拇指下压下颌骨体后段，余指上提颏角，同时后推，即可复位（图11）。

法二：严春生

患者坐于椅上。医者对立，两手戴手套，或拇指包布，伸入口内，压在臼齿上，两食指在口外伸直固定下颌关节，余三指托住下颌角（一侧脱臼一手正之，两侧脱臼双手正之）。正复时拇指向下压并左右摆动下颌骨三四次，将拇指抽出，令患者闭口，同时向后推下颌角，即可复位。

二、胸锁关节错位正复法　诸方受

患者仰卧，患侧靠近床边。患侧肩胛骨下垫以高约6cm的枕头一个，臂下垂床外，使胸廓与床的外缘平齐。助手按健肩用力下压，医者握下垂患侧臂向下牵引，约3分钟，然后扶患肩后方上下按捺。如果是后错位，这时锁骨内端即行凸起正位；如果是前错位，一手按患肩向后，另手向后推按锁骨内端，即可正位。

三、肩关节脱臼正复法

肩关节脱臼是常见的损伤，正复方法也非常多，兹按其机制归纳为以下三类：

1. 撬支法　是用手或异物在腋下向外支肱骨头，同时内收肘部，即将肱骨头撬出肩胛盂外，再借三角肌的

20

拉力，肱骨头即恢复原来位置。操作方法有以下五种：

法一（手梯牵引正复法）：尹祖明

器械：手梯一架，高低长凳各一条，小棉枕（厚薄松紧适宜）一个，小绳两条。

操作：将手梯垂直于楼口或门头处上端用绳扎牢，梯下置高低凳如阶状。在相当高于患者腋窝之梯横梁上衬棉枕。

先用续筋接骨第二方（87）或第三方（80）醋或酒调，蒸热，医者用手掌蘸药轻轻按摩患肩周围，约十余分钟。助手扶其上凳，使患肢伸过梯横梁再扶其下凳，并将凳移去。患者身靠梯旁，腋窝置于横梁的棉枕上。一助手在健侧维护其站立的姿势，另一助手握患侧的肘与腕，顺患臂外展 40°～45°方向牵引。医者立于背后，一手握肩，另手触按肱骨头，待肱骨头被牵至接近肩胛盂时，双手换势为前后相对挤压，同时令患侧助手握患臂内收，使之靠近于梯，即可复位（图12）。

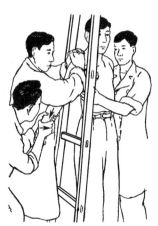

图12 肩关节脱臼手梯正复法

法二：容佐朝

患者正坐。医者立于身后，屈膝关节（右侧脱用右膝，左侧脱用左膝）成90°靠近于患侧腋下，足踏于患者坐的凳上，一手置于膝上托住肱骨头，另手握患肘（肘关节屈作45°左右）。外旋患臂至前臂达到向上的位置，即内收肘，同时腋下的手与膝向外上方推肱骨头，及至听到"咯"的声音，即是复位。复位后须做向上伸举、向健肩内收和背伸三种活动。后屈肘用三角巾吊于胸前。

法三：吴少芳

患者正坐。医者一手握患侧腕关节，拉患臂做小范围的环形活动，同时另手握患肩轻微地按摩，约2～3分钟。再握患臂向外展45°方向牵引，即将前臂夹于腋下，并一手握肱骨远端，另手拇指压肩峰，余指在腋窝内外支肱骨头，同时压患臂内收，即有"咯"的声音，即是复位（图13）。

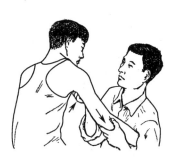

图13　肩关节脱臼正复法

法四：姜守义

正复：患者坐于长凳一端。助手坐于健侧，双手环抱患者的躯干。医者对立于患侧，一手握肘部（患侧肘关节屈90°），在臂外展45°位置，调正顺线，另手以前臂由前向后垫于患侧腋下。正复时先拉患臂牵引，前臂向外支肱骨头；肱骨头被拉出后，再内收患肘，前臂向上抬肱骨头，有"咯"的声音，即是复位。用三角巾吊于颈部。

药物：若局部有内出血者，外用消炎散（70）或云南白药外敷，内服七厘散（22）加西红花、桃仁并配合活血接骨散（34）服之。

法五（无疼正复法）：姜守义

器械：见图14。

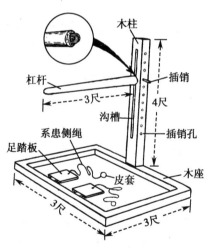

图14　肩关节脱臼正复器

操作：患者立于木座，背靠木柱，将杠杆穿过腋下，按于沟槽内，向上推至紧贴腋下，即用插销关住。患侧腕部用皮套扎住。医者一手握住患肩，另手向上抬杠杆，同时一足用力向下踏足踏板，有"咯"的声音，即是复位。

2. 牵引法　是直接将肱骨头牵至肩胛盂外，再借周围肌肉的拉力而复位。操作方法有以下五种：

法一：诸方受

患者坐于长凳一端，患侧在外。一助手坐于健侧，以双手环抱患者的躯干作为固定，另一助手握患侧前臂，向外展75°方向牵引。医者立于患者的前面或背后，以双手环握肩关节，两拇指按定肩峰，余指向上提肱骨头，或两掌心在前后相对挤压，有"咯"的声音，即是复位。

法二：王振邦

患者坐于高凳，足不着地。助手握患侧肘、腕两关节，向外展90°方向牵引。医者屈膝关节垫于腋窝下，小腿紧靠患者躯干，两手环握患部，拇指按肩峰，余指在腋下膝关节上。即令助手牵引，同时腋下的手上提，膝关节向上顶肱骨头，有"咯"的声音，即是复位。用绷带缠绕，将患侧手固定于扶健侧肩关节的位置，一周左右。

法三：樊春洲

患者正坐。医者并肩立于患侧，轻轻提起患臂，从背后递于外侧，用外侧手握腕部；内侧手握住患肩屈近患者的膝关节，脚踩椅上，将膝关节垫于腋窝下，帮助牵引和上托肱骨头。正复时两手及膝关节相对牵引，肌肉拉开后以膝关节上托肱骨头，有"咯"的声音，即是复位（图15）。

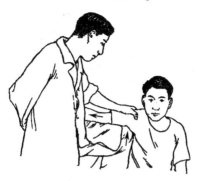

图 15　肩关节脱臼牵引法

法四：严春生

患者正坐。医者用右手握患侧的拇指，左手固定肩峰，屈左膝关节垫于腋窝下，脚踩椅上（右侧脱臼，医者在背后正之；左侧脱臼，在前面正之）。正复时，右手拉患肢在外展50°～60°并后伸20°～30°的位置向远端牵引。肌肉拉开后，左手下压肩峰，左膝上托肱骨头，有"咯"的声音，即是复位（图16）。

25

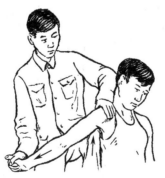

图 16　肩关节脱臼一人正复法

法五：严春生

患者正坐。助手握患肢腕部，向外展45°的方向牵引。医者立于患肩后面，一手握患肩，另手握肱骨远端，屈近患侧的膝关节，垫于腋窝下，小腿紧靠躯干。正复时助手向远端牵引，同时医者用膝关节上托肱骨头，有"咯"的声音，即是复位（图17）。

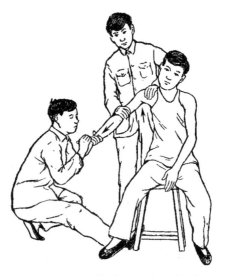

图17　肩关节脱臼二人正复法

3. 旋转法　通过几种旋转活动，使肱骨头接近肩胛盂，然后向上推送；或借周围肌肉的拉力而达到复位。操作方法有以下三种：

法一：王乐卿

患者正坐，患侧肘关节屈成90°直角。医者一手握前臂，另手握上臂，拉患臂向外展45°方向牵引，外旋患臂（使前臂达到向外侧的位置），同时内收肘关节（使肘关节达到腹中线的位置），双手用力向外上方推送肱骨头，有"咯"的声音，即是复位（图18）。

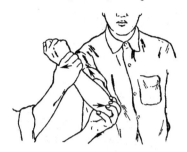

图 18　肩关节脱臼旋转正复法

法二（挽式）：张健民

患者正坐于低位。医者立于患肩后面，一手握患肩，另手屈肘关节托住患侧的前臂，绕于内侧用手握肱骨下端，向远端牵引，并做向前的环行活动，范围由小渐大（图 19），随活动内收，至患肘达腹中线后，拉患臂紧贴面、头部绕过，向外上方拉直，有"咯"的声音，即是复位。

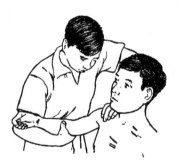

图 19　肩关节脱臼挽式正复法

法三（纺棉花式）：张健民

患者正坐于低位。医者立于患肩后面，一手握其患肩，另手握患侧腕关节上（图 20）。先拉患臂向外展 45°方向牵引，即做向前的环行活动十余次后，拉腕使患臂尽量内收，直达于健肩（图21）。最后拉腕关节抬高，患臂必须紧贴面、头部绕过，向外上方拉出，有"咯"的声音，即是复位（图22）。

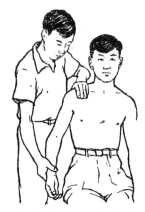

图20　肩关节脱臼纺棉花式正复法（一）

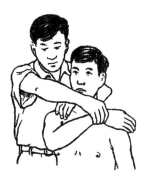

图21　肩关节脱臼纺棉花式正复法（二）

4. 陈旧性脱臼正复法

法一：姜友民

正复：先用按摩疗法（以下凡系姜友民法均同）治疗三五天，同时内服逍遥散（18）加钩藤、伸筋草、川羌、灵仙、桂枝等，外以舒筋活血散（128）热敷，使气血和顺、筋肉柔软。

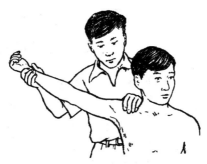

图22　肩关节脱臼纺棉花式正复法（三）

　　患者仰卧。第一助手立于患者头上，双手推患肩上部，以防正复时患肩向上移动；第二助手用16～26cm宽的布带，由患侧腋下肋部一端从背部绕向健侧，另端从胸部绕向健侧，将两端系在一起握紧，以做反牵引；第三、第四助手拉患臂向外上方牵引。医者立于患侧床前，用一圆木棍（长约2m，直径约3cm）上垫棉垫，置于腋窝下，顶住肱骨头。

　　操作：先行全身麻醉后进行。医者令第三、第四助手按患臂现有的位置，随牵引随做环行活动（范围逐渐加大），直至患臂达到外上方，将腋下木棍垫好，一手握患肩，另手扶木棍上端（图23）。再令第三、第四助手慢慢用力牵引，至握肩的手下感肱骨头向外上方移动时，即令第三、第四助手拉患臂向躯干靠拢。拉至患臂接近躯干时，患臂交医者掌握，第三助手换扶木棍。医者一手握患侧肘部，另手握腕部，屈肘关节呈90°角，拉患臂紧贴胸廓内收，至肘关节达腹中线，手能摸到健肩，即是正位（图24）。令助手抽出木棍，用绷带缠绕固定。

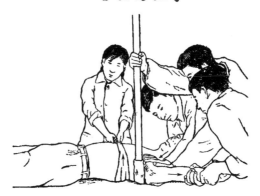

图 23　陈旧性肩关节脱臼正复法（一）

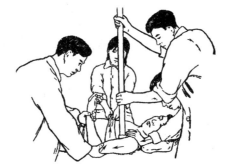

图 24　陈旧性肩关节脱臼正复法（二）

药物：正复后局部揉展筋丹（134），外敷接骨止疼膏（130），间日复诊。十日后行按摩疗法，屈患侧肘关节吊于颈部，外用舒筋煎（127）或五加皮汤（125）热敷；初服丹栀逍遥散（19）加乳香、没药，或何首乌散（14）；继服橘术四物汤（16）加川断、五加皮等；后期宜服补养气血强壮筋骨之剂，如益气养荣汤（58）、补中益气汤（59）、十全大补汤（57）加没药、骨碎补、川断、钩藤、五加皮等药。

法二：张健民

　　患者仰卧。第一助手环握患者的骨盆,第二助手在患侧用手掌按于腋下肩胛骨外缘,向健侧推,第三助手握患侧前臂。医者立于患侧床前。操作时先令第三助手顺患臂位置随牵引随做环行活动(范围逐渐加大),至达外上方时,仍须牵引。医者用手掌从腋窝向上推肱骨头,即可复位(图25)。

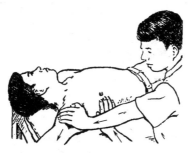

图 25　陈旧性肩关节脱臼正复法(三)

法三(隔台式):张健民

　　患者坐于手术台或桌前。腋窝紧靠台沿,垫一薄枕。医者隔台对立,握患侧手指颤抖患臂,趁患者不注意时,猛向外牵拉患臂,即可复位(图26)。

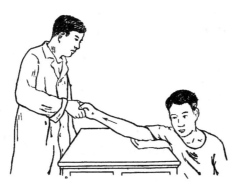

图 26　陈旧性肩关节脱臼隔台式正复法

按：此法对于误时稍久，或周围组织粘连较重的脱臼，恐难拉开，当考虑使用。

5. 肩关节半脱臼正复法　严春生

法一：

患者面向外正坐。医者一手握肩峰，另手将患侧肘关节屈成45°角握住。操作时拉患臂循外展方向，向上抬举，有"咯"的声音，即是复位（图27）。

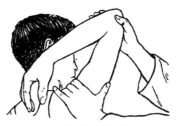

图27　肩关节半脱臼正复法

法二：

患者面向外正坐。医者一手握患侧肘关节上，顺势向下牵引并内收靠近躯干；另手拇指在肱骨头的外侧，余指在腋窝下向外支肱骨头，有"咯"的声音，即是复位。

按：先用法一正复，如失败再用法二正之。

肩关节半脱臼是因关节囊松弛所致。多由于幼儿发育不全，故多有发生。成年人身体衰弱或久病后，亦偶有发生这类脱臼者，但不常见。用此二法正之亦有效。

四、肘关节脱臼正复法

1. 新伤脱臼正复法

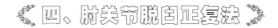

法一（后脱臼）：樊春洲

患者坐于桌旁或仰卧木板床上。患肘屈曲，上臂须平放在桌或床上，鹰嘴突下垫一薄书或软垫。医者一手握患侧腕关节，另手环握肱骨下端，向下推压，同时推前臂屈成锐角，即可复位（图 28）。

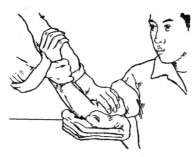

图 28　肘关节后脱臼正复法

法二（后脱臼）：张健民

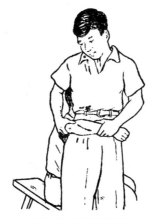

图 29　肘关节后脱臼顺位正复法

患者或坐或立。医者立于前面，背向患者，一手握患侧前臂的远端，另手环握肱骨髁上，将患臂放于骨盆处（肘关节须在髂前上棘处）。正复时，两手相对牵引，身躯微向另侧旋转，借骨盆推肱骨远端复位（图29）。后屈肘90°，用三角巾吊于颈部。一两周后开始活动。

法三（内侧脱臼）：严长林

患者正坐，患肘屈135°。助手环抱其躯干以作固定。医者一手握患侧腕关节上牵引并调正顺线，再拉患臂旋后，使手心向上，同时另手拇指在患肘外侧向内压肱骨外髁，余指在内侧向外拉鹰嘴突，即可复位。后屈肘90°，前臂用三角巾吊于颈部。

2. 陈旧性脱臼正复法

法一：姜友民

正复：首先用按摩疗法治疗三五天，外以舒筋活血散（128）热敷，内服橘术四物汤（16）加钩藤、伸筋草等。

前正法：局部麻醉后，医者握患肘，助手握前臂，先做患肘的屈伸和内外侧活动（用力由轻渐重），约5分钟。医者再用两拇指向后推压肱骨下端，同时令助手向远端牵引，并拉前臂屈曲，至患臂屈成锐角，即是复位。

后正法：局部麻醉后，患者仰卧，患侧肩关节前屈90°，患肘向上。助手在患者头上握前臂，医者在患侧肘关节后，两拇指压尺骨鹰嘴突，余指向前环握并拉肱骨下端。正复时先做患肘各种活动（方法同上）约5分钟。在患肘屈100°位置令助手拉前臂偏尺侧牵引，同时推鹰嘴突向前，拉肱骨下端向后，桡骨头即可复位。再令助手偏桡侧牵引，并屈患肘，医者仍用推拉力量，至患肘屈成锐角，即是复位。

药物：正复后，患肘屈成直角吊于颈部。局部按摩展筋丹（134），肘后贴接骨止疼膏（130），内服仙复汤（5）或活血舒肝汤（8）加柴胡、钩藤等。20日后开始活动。一个月后用按摩疗法，外以舒筋活血散（128）或五加皮汤（125）热敷，并加强活动锻炼。

法二：廖瑞德

器械：坠石（石头一块，重约10kg，用麻绳系住，余绳作套口），棉垫。

操作：患者正坐。医者对立，一手握患肘，另手握腕关节上，做屈伸和前臂旋转活动数次（用力由轻渐重）。患肘向上尽量屈曲，助手握肱骨干，肘部垫棉垫，将坠石套于肱骨下端。医者双手握腕关节上，即做轻微的震荡、摇晃和屈肘等活动（注意用力要轻，不可过猛），约5分钟，除去坠石（图30）。

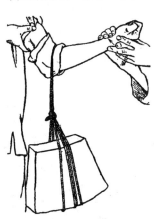

图30　陈旧性肘关节脱臼坠石正复法

若一次不能达到完全屈曲，可以每日操作一次，持续操作一两周，即可屈成锐角，恢复正常位置。外敷跌打散（88），每日操作后更换一次。

五、桡骨头半脱臼正复法

法一：张健民

患者正坐。医者一手托患侧肘关节，另手拉腕部，尽力屈肘关节成锐角，握前臂做旋前旋后活动数次（图31），有"咯"的声音，即是复位。

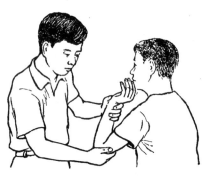

图31　桡骨头半脱臼正复法

法二：严春生

患者正坐。医者对立，一手拇指在前，余指在后，环握患侧肱骨远端，另手拉前臂屈肘关节成 135° 角，做从内向外的环行旋转活动两三周；再拉患肘屈成锐角后，握前臂做内收、旋前和旋后等活动，有"咯"的声音，即是复位。一般即时复位者不用服药，若超过 12 小时或局部肿胀者内服活血汤（7）一两剂。

六、尺、桡骨远端关节面分离正复法 张健民

患者正坐。助手握患侧前臂中段。医者一手环握尺桡骨远端，拇指在背侧压桡骨，余指在掌侧提尺骨；另手握拇侧掌指关节，做旋前活动三四次（图32）。

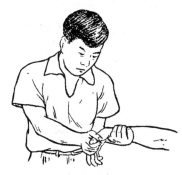

图32 尺、桡骨远端关节面分离正复法（一）

37

医者将远端手换握小指侧掌指关节，用力拉患侧手旋前，提下陷的尺骨上移（图33）。复位后固定于背屈65°的位置（图34）。

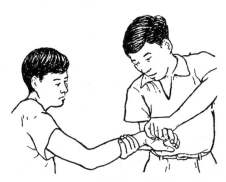

图33 尺、桡骨远端关节面分离正复法（二）

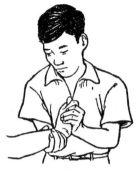

图 34　尺、桡骨远端关节面分离正复法（三）

七、耻骨分离正复法　田景阳

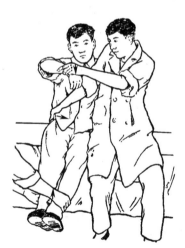

图 35　耻骨分离正复法

　　患者与医者并坐于长凳，二人的髋关节相互靠紧。医者用近患者的臂从其前面绕过，以手紧压另侧的髋关节；再用外侧的手握住患者外侧的手。助手双手握患者两髁关节上。操作时令助手拉踝关节向前，使髋关节屈曲；医者同时拉紧髋关节，并拉患者腕部用手掌猛击耻骨分离面，有"咯"的声音，即是复位（图35）。后用多头带固定，侧卧休养。内服接骨丹（17），日两次。忌仰卧和站立，两三周即愈。

《八、骶髂关节错位正复法　樊春洲》

1. **三人正复法**　患者俯卧。一助手用双手掌向上推患者健侧的坐骨结节，另一助手握患侧的踝关节上向下牵引。医者用双手向下推患侧的髂骨后上棘。三人同时用力，约两三次；医者再用双手掌向外推压髂骨后缘两三次，即可复位（图36）。轻者正复后即愈；重者内服接骨散（28），日二服。

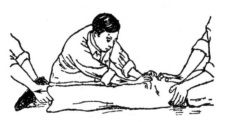

图36　骶髂关节错位三人正复法

2. **一人正复法**　患者俯卧。医者立于患者足下，用足蹬住健侧的坐骨结节，双手握患侧的小腿用力牵引，约两三次；再用双手掌向外推压髂骨后缘两三次，即可复位（图37）。

按：此法较上法运用时颇感费力。

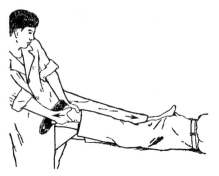

图 37　骶髂关节错位一人正复法

九、髋关节脱臼正复法

1. 前脱臼

法一：容佐朝

患者仰卧。一助手用双手固定骨盆。医者立于患侧，一手托患侧踝关节上，另手环握膝关节前下方，在患肢外旋的位置，向上推髋、膝两关节，尽量屈曲，使患膝直达腋下（图 38）。医者用远端手向上推大粗隆，

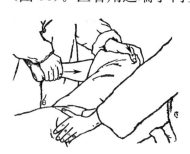

图 38　髋关节前脱臼正复法（一）

令第二助手按压；远端手仍握小腿，双手同时用力，在内旋的位置，推患肢贴胸部内收，再慢慢拉直，有

"咯"的声音，即是复位（图39）。

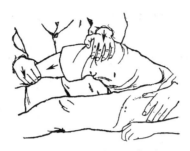

图39　髋关节前脱臼正复法（二）

法二：王乐卿

患者仰卧，患侧臀部用枕头垫高。助手用双手按压患侧的髂前上棘。医者立于床上，一手托患侧的膝关节，另手握踝关节上，将患肢抬起，屈髋、膝两关节均成90°，骑于小腿下端站立。操作时双手用力向上提患肢牵引，上端手推患膝内收，下端手握小腿内旋，有"咯"的声音，即是复位。

2. 后脱臼

法一：滕立衍

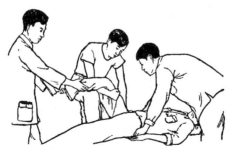

图40　髋关节后脱臼正复法

患者仰卧，屈患侧髋、膝两关节均呈直角。一助手双手按定患者两髂骨翼，另一助手握患侧小腿。医者立于床上患侧，一手环抱大腿中部向上提，并屈膝关节垫于患肢的腘后向上支，同时令下端助手向下压小腿；另手拇指按股骨粗隆向下推挤，余指握髂骨翼。待肌肉拉开后，医者将膝关节抽出，即令下端助手拉患肢向下伸直，有"咯"的声音，即是复位（图40）。

法二：容佐朝

患者仰卧。助手立于患者的健侧，双手固定骨盆。医者站于患侧，一手在前托住患肢的膝关节下，另手在后环握踝关节上，尽量推髋、膝两关节屈曲，使患膝靠近腋下（图41）。一手按定患膝，另手向下拉股骨上端，令另一助手按定大粗隆；双手仍握患肢小腿，慢慢

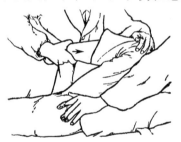

图 41　髋关节后脱臼正复法（一）

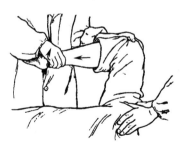

图 42　髋关节后脱臼正复法（二）

外展和外旋患肢，并向下拉直，有"咯"的声音，即是复位（图42）。

法三：王乐卿

患者仰卧，患侧臀部用枕头垫高。助手用双手按压两髂前上棘，另一助手用宽绷带穿过患肢腹股沟下，握住绷带两端准备牵引。医者一手握患者小腿上部，另手握小腿下部，调正顺线，用力向下牵引；患肢拉长后即内收，同时令助手握绷带用力向外上方牵引，有"咯"的声音，即是复位。

法四（金鸡伸腿式）：张健民

患者健侧倚墙直立。医者双手提患肢在外展的位置屈髋、膝两关节均呈 $90°$ 直角（图43）。后握患肢尽量外旋，再向后下方拉直，有"咯"的声音，即是复位（图44）。正复后一般不需固定，卧床休养五至八日。

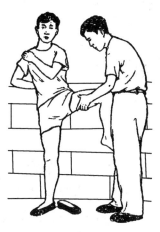

图43 髋关节后脱臼正复法三（一）

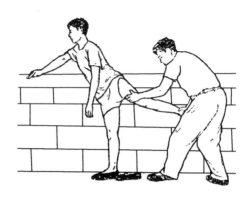

图 44　髋关节后脱臼正复法三（二）

3.后脱臼并发髋臼边缘撕裂骨折正复法　李世芳

患者仰卧。助手握患侧小腿的下端，提患肢屈髋、膝两关节均呈 90°直角。医者立于患肢下方，面向患肢，弯腰将肩置于患者的腘窝下用力向上抬，至肌肉拉开后，一手在内侧向外推股骨上端，另手在外侧向上提大粗隆，同时肩抬患肢内收，有"咯"的声音，即是复位。用此法正复，撕裂的骨片亦可随之复位。

4.陈旧性脱臼：姜友民

正复：先用按摩疗法治疗数日，外用舒筋活血散（128）热敷，内服橘术四物汤（16）加钩藤、伸筋草等。

患者仰卧。第一助手立于患者头上，用双手握住患者两腋窝固定；第二助手在健侧用双手按定骨盆；第三助手用木棒（长约 1～1.2m，粗约（直径）4～5cm）准备穿过患肢的腘后，一端放于木凳（高须超过患肢髋、膝屈成直角位置的 6cm）上，另端向上抬；第四、第五助手握患侧小腿。医者立于患侧掌握局部。

操作时须行全身麻醉。医者令第四、第五助手拉患肢做环行活动，用力由轻渐重，范围逐步加大；医者同时按揉大粗隆，约5～6分钟。屈髋、膝两关节均呈90°角，令第三助手将木棒放好后向上抬起，第四、第五助手微向下压小腿；医者同时一手向下推大粗隆，另手向外拉腹股沟下，有"咯"的声音，即是复位。

药物：复位后，仰卧休养。外敷接骨止疼膏（130），用砌砖法固定；每日应检查一次，向下牵引两三次，以防再脱。二十日左右去掉固定，开始用按摩疗法，一个月后锻炼活动。外用五加皮汤（125）或海桐皮汤（117）热敷。初服仙复汤（5）或活血舒肝汤（8）加牛膝、川断等活血消肿；继服橘术四物汤（16）或益气养荣汤（58）加钩藤、五加皮、川断、骨碎补、狗脊等活血壮筋；后服补气血壮筋骨之剂，如十全大补汤（57）加虎骨（现临床已禁用）、川断、五加皮、桑寄生、狗脊、骨碎补等；最后服地黄丸（62）或健步虎潜丸（63）等巩固之。

十、髌骨脱位正复法　樊春洲

伤后髌骨移向股骨髁上部，即不能行动。医者用两手拇指由上向下推按，即能滑回原位。复位后立即能够行路。

十一、脊椎骨错位正复法

1. 颈椎错位正复法　姚胜年

45

患者正坐。医者立于一侧，一手托枕骨，另手托颏部，用力向上提，同时用托枕骨手的三四指向下压凸出的棘突，并托头微微旋转，有"咯"的声音，即是复位。局部疼痛不止者，服内服药（13）三四剂。

2. 胸腰椎错位正复法

法一（提按法）：陈发淦

患者俯卧。一助手在患者头上，双手握腋窝固定；另一助手在患者足下，握两髁关节，用力将两腿向上提高，借使脊椎背伸而拉紧前纵韧带。医者同时用手掌（掌下垫棉垫）向下压凸出的棘突，用力要由轻渐重，感"咯"的声音，即是复位。

法二：吴少芳

用大木桶一个，横倒于两条长凳上面，桶上铺软垫。扶患者横之俯卧其上，轻轻向前、后摇滚木桶（滚动范围不超过全桶面积的 45°）。医者用两手拇指在错位脊椎的两侧做轻度的旋转按摩数分钟，再用通关散少许吹入患者鼻中，在喷嚏的同时，医者用两手拇指向下按压凸出的棘突，即可复位。

法三：姚胜年

患者面墙而立，全身紧贴墙壁，两手高举，仰面张口。医者立于患者身后，用两手拇指按压凸出棘突的两旁，用力由轻渐重，同时令患者呼气，连续 6～7 次。后令患者蹲下，医者两手按其肩上，用力下压，同时仍令呼气，连续六七次即愈。复位后疼痛者，服内服药（13）去藁本加炒杜仲三四剂。

法四（提摇法）：严长林

　　患者正坐，两臂在胸前交叉地伸向背后。医者立于背后，双手紧握患者两手，屈膝关节在背后顶于凸出的棘突后面，调整脊椎的顺线；拉患者的手向左右摇晃数次，同时膝关节向前推压，即可复位（图45）。

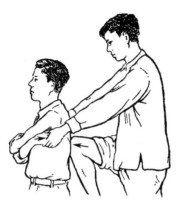

图45　腰椎错位提摇正复法

　　3. 尾椎错位正复法：马步月

47

　　患者俯卧，双手向前伸直。一助手立于患者头上，用双手握患者两腕关节用力向上牵引；另一助手立于患者足下，用双手握患者两踝关节向下牵引，并屈膝用关节前顶住患者的足尖，使足部极度背屈。医者同时用两手拇指向上猛推第五腰椎棘突两旁的肌肉，有"咯"的声音，即是复位。正复后侧卧休养。若仰卧时须将臀部垫高，以免患部受压。

　　按：上列各法在局部施用压力时，务必慎重，以免造成脊髓损伤。

第四编 伤 筋

伤筋在临床上比较常见，治疗方法也较多，如药物疗法、推拿按摩疗法，或手法及药物并用等。兹按部位归纳分述于后：

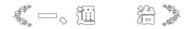

一、通 治

（一）按摩（活筋）疗法 姜友民

1. 揉药 凡伤后气血凝滞所引起的疼痛，或伤久后遗肢体萎软或强直，以及一切筋骨疼痛等病症，均可用展筋丹（134）揉之。

揉法：用右手拇指按瓶口，将瓶倒置，使药粘在拇指球部少许，按于应当揉药处做旋转活动七八十圈，将药揉入，用力要轻，仅感到摩擦即可。余指环握对侧（图46、图47）。每次每处须揉药三四次。

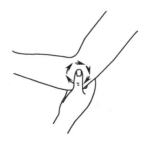

图46 肘关节揉药图

49

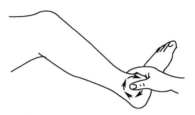

图 47　踝关节揉药图

常用揉药点：凡骨折须揉其远近折端，但应躲开锋利面。凡关节筋膜损伤须揉其四周，或揉主要的疼点（图 48、图 49），一般在肢体阳侧，或穴位，或肌腱。但足底、手掌或瘢痕处，因皮肤较厚，药力不易浸透故不揉。局部皮肤应清洁干燥，药易浸入。拇指旋转的面积不宜太大，并忌上下或左右乱揉。

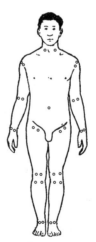

图 48　全身常用揉药点（一）

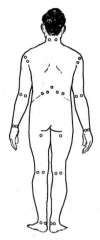

图49　全身常用揉药点（二）

2. 活筋法　凡扭伤、挫伤、关节疼痛，肌肉痉挛或肌肉弛缓等，均可使用此法。但骨折未愈，或早期筋膜撕裂，或血肿严重，或局部及全身发热等，均须忌用。若伤在关节，应按其生理活动范围做各种活动；伤在肢体，应做其邻近上、下关节的各种活动。用力时应当先轻，后重，再轻，必须达到患者最高忍痛程度（操作方法见各部损伤）。

术后反应：施术后多数症状减轻，1～2小时后稍感加重，再经数小时或一两日后，即大感减轻，为正常现象。若施术后无反应，为用力太轻（麻痹者除外）；施术后症状加重，为用力过重，稍事休息即可，但下次活筋须隔一两日后再做。

3. 叩打法　凡伤气作疼，或慢性筋病，或麻木疼痛等症，均可使用本法。能舒通气血，使患部瘀血消散，疼痛减轻；多用于肩背及股部。若骨折未愈，或患部血肿严重，或发热者均当忌用。

（1）振梃叩打：用一圆形木棒（长5m，粗（直径）3cm），外以布缠数层。持一端，用另端叩打患处，用力应当先轻、后重、再轻。此法多用于肌肉肥厚的患处。

（2）空拳叩打：用手握半拳状，叩打患处。

（3）手掌叩打：屈手指手心向上，以手掌后部叩打患处。

4. 推拿法　用手掌或拇指用力推按患部，能使气通血散。常用于腰部挫伤、血聚筋肿之处。

（二）伤筋外治法　姚胜年

1. 新伤　局部肿硬、青紫、发热者，外敷消定散（72）

2. 陈旧伤　若局部肿疼，皮色温度正常者，先揉展筋丹（135），外敷二消散（74）。若局部肿疼而温度降低者，先揉展筋丹（135），外敷二乌散（73）。

二、下颌关节　姜友民

首先在关节处揉展筋丹（134）。医者用两拇指在口外向下按压下颌角，余指对握两侧下颌骨体，使患者尽量张口；医者缓松用力，令患者闭口咬牙。若关节僵硬不能张合，医者一手扶头，用另手四指缠布填于口内，用力向下压下门齿，借以锻炼张合。

三、肩　关　节

1. 功能障碍按摩法　兰绍卿

　　患者正坐。医者立于患肩之后，一手握患侧的腕关节上，向前轻轻提起，再微做旋转活动；若患臂恢复原位，再做外展、内收等活动，徐徐将活动范围加大。另手环握患肩，在前臂做各种活动的同时，用拇指与其他四指推按三角肌，或按揉肩髃穴。若筋膜僵硬或瘀滞过重者，须提捏肩胛肌、胸大肌、三角肌、肱二头肌和肱三头肌等处。术后嘱患者多做向前、向后的屈伸活动，并将胸腹部贴于墙壁，患臂扶墙，逐步锻炼向上抬举。

　　2. 活筋法　姜友民

　　患者正坐，患肢下垂。医者与患肩对立，一手握患侧的腕关节上，另手拇指在后与其他四指环握患肩上，拉腕做向前、向后活动数次。患臂复原拉腕牵引，由前向上抬举，同时握肩的拇指用力向前上方推肱骨头，以助臂之上举（图 50）。再拉患臂屈肘关节内收，使患侧

53

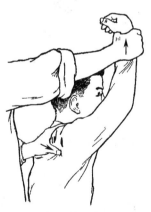

图 50　肩关节活筋法（一）

的手尽量摸到健肩，医者向对侧推患肘助之（图51）。
然后拉臂下垂，前臂旋前屈肘关节向后背，使患侧手摸
向健侧的肩胛骨下角；医者在背后向上拉腕助之（图
52）。最后拉臂下垂并做向前向后活动数次。

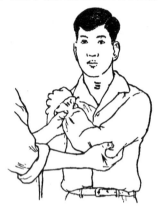

图 51　肩关节活筋法（二）

54

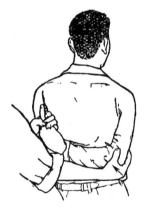

图 52　肩关节活筋法（三）

3. 关节强直治疗法　邢云龙

患者仰卧。助手一手握拳紧填于患侧腋下，以防施
术时肩关节脱位。医者双手握患臂，尽量拉向外展，在

患部有时能听到摩擦声音；再拉患臂做内、外旋转活动。但内旋时用力要轻，若用力过猛往往造成肱骨颈部骨折。术后患者须经常锻炼内收和外展活动。

4. 风寒痹疼治疗法　马步月

用黑豆一升，炒热（随炒随洒水），装入布袋内。患肩垫布数层，袋放于布上作热敷，垫布逐渐抽薄，至豆凉为止。敷后局部出汗，以毛巾擦干，撒布滑石粉，并用棉花包扎，借以弥塞汗孔，避免重感。四至六天后解去包扎进行按摩，即能恢复正常。每隔七天热敷一次。亦可用于其他关节的筋肉粘连症。

四、肘 关 节

1. 活筋法　姜友民

局部揉展筋丹（134）后，按下法活动：

屈而不能伸者，助手双手握患侧肩关节，医者一手托于肘关节后（或屈膝关节垫于肘后），另手握腕关节由上向下牵压前臂，使肘关节徐徐伸直。

伸而不能屈者，医者一手握患侧腕关节上用力向上拉前臂屈肘，另手拇指用力向后横压肘关节前面，然后再拉前臂做肘关节屈伸活动数次。

2. 功能活动法　兰绍卿

患者正坐。医者对立，一手托患肘后，拇指与其他四指对握关节的内、外侧，按揉周围组织。另手握腕关节上，做前臂旋前、旋后和肘关节屈、伸等活动。若血瘀气滞，或组织粘连较重者，旋转范围不可过大。

55

3. 关节强直治疗法　邢云龙

屈而不能伸者，患者正坐，助手双手握患侧肩关节。医者与患者对立，一手握患肘后，另手握腕关节前，用力牵前臂，使肘关节逐步伸直。

伸而不能屈者，助手用布带一条，从患肘前绕两侧在肘后握住两端，向后牵拉。医者双手握腕关节上向前拉前臂，使患肘逐步屈曲。

术后经常锻炼屈伸活动。

五、腕关节　姜友民

1. 活筋法　局部揉展筋丹（134）后，患者正坐，患侧前臂伸直，手心向上。医者对立，一手握腕关节上，另手握食、中、环、小指做腕关节的环行活动数次。翻患手掌心向下，另手握手掌牵引，并摆动数次；向上提手掌使腕关节背屈，再压手背使腕关节掌屈；最后牵引、摆动数次。术后经常锻炼手掌按地的活动，使腕关节背屈90°角。

2. 挫伤血瘀肿疼推拿法　患者正坐，前臂伸直。医者一手拇、食二指相对横握筋膜肿胀的远端，另手拇指用力由下向上推按数次。

另法：医者一手握患处，另手握手掌由内向外旋转数次（踝关节挫伤亦可用此法推之）。

六、髋关节

1. 活筋法　姜友民

局部揉展筋丹（134）后，按下法做伸屈活动：

伸髋：患者仰卧。医者托两腿伸直向外移，使臀部与床沿平齐，健侧腿放于凳上；医者一手向下按患侧膝关节，另手掌部按髋关节前下方向后推压，使患髋极度后伸。

屈髋：患者仰卧。医者一手拇指横压患侧髋关节前，余指在关节外侧；另手扶膝关节向前屈髋、膝两关节，再按压膝关节前，使腿贴于腹壁；后拉患腿伸直。最后于内收和外展的位置上做屈伸活动数次。

2. 小儿挫伤正复法　樊春洲

患者仰卧。医者一手握患肢膝关节下，另手握踝关节上，提屈髋、膝两关节，至患腿贴于腹部。若伤后患腿稍长者，先做内收、内旋活动数次，在内收的位置将腿拉直；若伤后患腿稍短者，先做外展、外旋活动数次，在外展的位置将腿拉直。最后医者一手拇指按压患侧大粗隆，另手提膝关节做髋关节的屈伸活动数次，借以稳定关节位置。

七、膝关节

1. 活筋法　姜友民

局部揉展筋丹（134）后，患者仰卧。若患膝屈而不能伸者，医者一手扶患膝上向下压，另手握踝关节上向上提，使患膝伸展，然后做屈伸活动数次。若患膝伸而不能屈者，医者一手托腘后向上提，另手压踝关节并向上推，使患膝屈曲，然后做屈伸活动数次。若患膝僵硬，医者屈膝关节垫于患膝腘后（或腘窝与床沿平齐），一手扶膝关节，另手向下压踝关节上，使患膝逐渐屈曲。或医者将患侧的小腿夹于腋窝，蹲身向下压，双手对握膝关节向上提，使患膝逐渐屈曲。

2. 筋肉损伤的辨证治疗　姜友民

（1）扭闪：行走不慎，身体过猛扭转而迫使膝关节外翻所致，多伤内侧筋膜，内侧关节上肿疼明显。轻者用按摩疗法；重者除按摩外，外以海桐皮汤（117）或五加皮汤（125）热敷。内服何首乌散（14）加牛膝、秦艽、钩藤等。疼重加乳香、没药等。

（2）挫伤：膝关节直接跌仆所致。关节周围肿胀疼痛，但无明显的压痛点。用按摩疗法和适当的休息。外以消肿活血散（121）热敷。初服仙复汤（5），继服何首乌散（14）加牛膝、川断、丹参、骨碎补等。

（3）半月板损伤：屈膝跌撞，或身躯过猛地旋转所致。关节内感疼痛，髌韧带两旁压痛，屈伸活动时关节内有摩擦声音，有时感有异物卡于关节内；行走于坡路时关节内感疼，下坡时患膝易向前跪。早期：按摩展筋丹（134），外敷接骨止疼膏（130），卧床休息。十五至二十天后开始按摩疗法。内服仙复汤（5），继服橘术四物汤（16）加川断、申姜、牛膝、五加皮、丹参等。晚期：外以五加皮汤（125）或苏木煎（126）热敷，内服黄芪五物汤（56）加川断、杜仲、牛膝、狗脊、五加皮等。或加味健步虎潜丸（63）。

（4）劳伤：早年劳动过重，至老年渐感患膝疼痛，逐渐不能伸直，但无压痛点。用按摩疗法，外以舒筋活血散（128）或五加皮汤（125）热敷。内服补中益气汤（59）或独活寄生汤（64）之类。

3. 关节强直治疗手法　邢云龙

患者仰卧。屈而不能伸者，助手握患侧大腿上端，医者一手按患膝前向下压，另手握踝关节上拉患肢向伸位牵引，使患膝逐渐伸直。伸而不能屈者，助手用宽布带兜住患膝向上提，医者一手托腘窝向上助之，另手握踝关节上向前推压，使患膝逐渐屈曲。若化脓性或结核性关节炎形成的强直，不可使用此法。

《八、小　腿　部》

1. 活筋法　姜友民

局部揉展筋丹（134）后，医者做患侧膝、踝及趾关节的各种正常生理活动。若后侧筋短，患者正坐，患侧足平放于地，医者双手压膝关节向下，并用足向后推患足，使其尽量背屈。

2. 伤筋按摩法　马步月

患者俯卧，患肢向外。医者一手握踝关节上，另手轻轻由下向上按揉，待肌肉揉软后，再用力推按数次。医者用膝关节顶于患脚前端，一手拉踝关节向下牵引，使患足尽量背屈；用另手掌或拇指由下向上按摩数次。

再用手掌用力向上推按。每次 10～20 分钟。术后俯卧，患肢垫高休养。

《九、踝 关 节》

1. 按摩法 兰绍卿

患者正坐于高凳。医者坐低凳于患肢的外侧，将患侧小腿放于医者膝关节上。一手托住足跟，另手以拇指旋转按揉患处周围，数次后再向四旁推之。压痛处须多做几次。

2. 筋肉损伤的辨证治疗 姜友民

（1）关节前扭闪：负重行远，或行路时步伐过快所致。局部不肿，活动时关节前两筋间感疼，压之加重。用按摩疗法，外用舒筋活血汤（128），或用大力草、艾叶、凤仙花等热敷。

（2）外侧扭闪：行走不慎，足猛内翻所致。伤后当时无感觉，逐渐关节外侧的前下方凹陷处感觉疼痛，微肿，局部加压和足内翻时均感觉疼痛。用按摩疗法，外以苏木煎（126）热敷。日久不愈者，内服何首乌散（14）加狗脊、丹参、海桐皮等。

（3）内侧扭闪：足猛外翻所致。关节内侧的下方感疼。治疗同外侧扭闪，如不效内服黄芪、升麻、丹参、苡仁、防己、毛栗子等，以升提利湿为主。

（4）关节后扭闪：经常在上坡路行走所致。跟腱两旁肿疼，足背屈时尤重，甚或活动时关节内有摩擦音。用按摩疗法，适当休息，外以舒筋活血汤（128）热敷，内服何首乌散（14），加防己、没药等。

（5）劳伤：持久劳动所致。活动时感疼，关节内酸胀无力，行远后局部发热，肿胀。用按摩疗法，外以舒筋活血汤（128）热敷。内服十全大补汤（57），或补中益气汤（59）加木瓜、牛膝、虎骨（现临床已禁用）、防己、丹参、苡仁、狗脊等。若关节内发热者加知母、黄柏、地骨皮之类。

（6）挫伤：由高处下跳所致。患部周围肿疼，压之加重，不能行动。按揉展筋丹（134），外敷接骨止疼膏（130），内服橘术四物汤（16）加牛膝，应卧床休息。肿消后开始活动，并用按摩疗法，外以消肿活血散（121）热敷。年老患者局部不疼而虚肿，上午肿轻，下午加重，内服补中益气汤（59）或益气养荣汤（58）加苡仁、防己、申姜、狗脊、川断、乌药等。

（7）外侧筋伤：足过猛内翻所致。伤时患部感有响声，外踝下即时肿起，按之绵软，稍停肿胀加剧，皮色渐变青紫，外侧疼痛，局部或由足心向上加压疼更加剧。用按摩疗法，外敷接骨止疼膏（130），内服橘术四物汤（16）加川断、牛膝、五加皮、狗脊等。

61

十、脊 椎 部

1. 颈部活筋法　姜友民

局部揉展筋丹（134）后，医者一手托住患者的下颌角，另手托枕骨粗隆，用力向上牵引，抚头做屈伸活动数次；再做两肩关节的各种正常生理活动，尽量使两臂向上抬举；最后由颈至肩配合叩打法数次。

2. 背部伤筋按摩法

法一：樊春洲

患者正坐。医者立于患者背后，拉患侧前臂屈向背后，使患侧手达于健侧肩胛骨，则患侧的肩胛骨即向后突出。医者用拇指沿突出肩胛骨的内缘由下向上推按，至肩胛骨内上角，反复两三次；最后用拇、食二指相对捏颈部肌肉向上提两三次，即可痊愈。若术后仍感疼者，内服通经散（9），休息两三日即愈。

法二：马步月

患者正坐。医者立于患侧，用一手自肩胛骨上角内侧向下按摩数次（用力由轻渐重），再用另手上提患侧腋窝，仍如上法按摩（图53），反复数次。然后医者再立于患者身后，屈一膝关节顶在患者腰部，两手对握头部，慢慢向上牵引，同时做向左右的旋转活动，注意颏角不能旋过肩关节（用力由轻渐重）。一般三四次即愈。

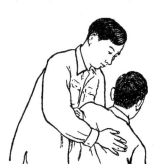

图53　背部伤筋按摩法

3. 腰部伤筋

（1）推拿法

法一：李光邺

患者俯卧，两腿伸直。一助手立于患者头上，双手握住患者两腋窝；另一助手立于患者足下，双手拉患者两踝关节相对牵引。医者用双手拇指自患者两肩胛骨内侧缘（脊椎骨两侧）向下按揉，经腰部两侧、两环跳穴、委中穴，止于两承山穴。每一穴位均须停留按揉三转（图54）。医者立于健侧，一手按患处用力向下压，另手握患侧的踝关节上，尽量上提，一晃一提，即感到腰部有"咯"的声音（图55）。将腿放平。再用双手拇指从脊椎两旁至小腿，自上而下地按揉三次（图56）。再一手按脊椎骨中间，另手捶击手背，从胸椎至腰椎自上而下连击三次（图57）。再用手掌从胸椎两旁自上而下推至腰部，连续三次；再从腰部推至足跟左右各一次。推时手须按紧皮肤，缓缓平推，不可轻浮。

63

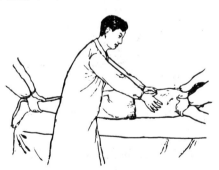

图54　腰部扭伤推拿法（一）

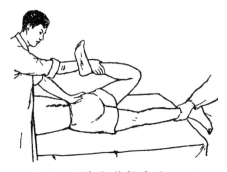

图 55　腰部扭伤推拿法（二）

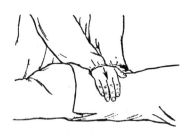

图 56　腰部扭伤推拿法（三）

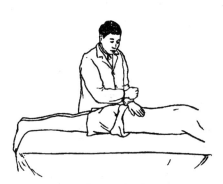

图 57　腰部扭伤推拿法（四）

　　法二：兰绍卿

　　患者正坐。医者坐于患者背后，用拇指由内向外旋转按揉，自上而下先揉大椎、陶道、肾俞、腰俞等穴；

次揉腰椎两旁的软组织；再按揉两环跳穴；最后用拇、食二指提拔两侧斜方肌。再令患者做弯腰活动数次。

法三：李世芳

患者俯卧。医者立于患者左侧。用双手拇食二指向上提两侧的斜方肌一次。

推压法：医者用双手拇指沿脊椎两旁的肌肉由上向下推：从胸椎至骶髂关节，再斜向两侧的环跳穴，向下经委中、承山、昆仑等穴，止于太冲穴。每一穴位均须用力向下按压三次。

按揉法：医者用双手拇指自内向外按揉脊椎两旁的肌肉，从胸椎至骶髂关节，自上而下连续三次，至压疼明显处应稍加用力。

若棘突有突出或下陷的畸形，应在患者腹部垫一枕头，医者向下压突出的棘突，同时令患者用力咳嗽，下陷的棘突借气鼓出，即可正复。

若椎间盘脱出，医者用一手前臂托患者的两下肢向上抬高，使腰部极度伸展，另手拇、食二指向下按压棘突两旁的疼点。患者下床正坐。医者立于背后用双手向上提患者的两腋窝，并向左右旋转数次，借使周围软组织舒展。

法四：滕立衍

患者俯卧。医者立于一侧，用双手掌沿脊椎两旁的肌肉自上向下顺推四五次；再用双手的拇、食二指对捏棘突两旁各旁开 1.5 寸的肌肉向上提，自上而下，间隔 1 寸左右，反复数次，听到"咯"的声音即愈。

法五：姜友民

65

站立法：患者面墙而立，两臂高举，两足分开与两肩相齐，两臂、胸、腹部和足尖须紧贴墙壁，口张随医者推拿用力而呼吸。医者立于患者背后，用双手推脊椎两旁（自骶椎向上至颈椎）的肌肉；或用一手自下向上推脊椎骨的正中两三次。令患者后退蹲身，医者一手按骶椎，另手向前推按第七颈椎，使脊椎做前屈活动两三次。再用空拳或手掌叩打腰部。

卧床法：患者俯卧，两臂向上伸直，口张随医者推拿用力而呼吸。医者双手掌近端相对于脊椎正中，分别向两外侧横推，自上向下（图58）；或用一手由骶椎向上推至颈椎；再用双手向下按压脊椎骨正中两三次。令患者仰卧，医者扶膝关节向上推，屈髋、膝两关节两三次；再令患者两腿伸直，坐起，医者在背后，一手向前推按，上背前屈，另手用空拳或手掌叩打腰部。

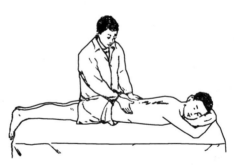

图58　腰部扭伤横推法

法六：王振邦

坐推法：患者正坐。助手对立于患者面前，用双手按住患者两腿。医者立于患者背后，两手推动患者肩部向左右旋转躯干各3次；再用双手掌部自上向下顺推脊椎两旁的肌肉 1 次。

患者正坐。医者用右手自患者腋下伸至胸前，握住患者左腕关节上，向右后方牵拉，同时医者左手推患者左肩助之，使患者向右极度旋转，后推患者坐正。医者再同样拉右臂，推右肩部，使患者躯干向左极度旋转，后推患者坐正。

患者两臂环抱于胸前。医者立于患者一侧，一手在患者胸前握住两前臂，另手托于患者颈部。先向前推颈部，拉腕部，使患者极度前屈；再推腕部，托颈部，使患者极度背伸，后推患者坐正。医者再用双手掌部自上向下顺推脊椎两旁的肌肉两三次。最后医者用两拇指按压患者第五腰椎两旁的肌肉，同时令患者深呼吸或咳嗽。

一般循序连做三次，多能减轻疼痛。

卧推法：患者俯卧。医者立于一侧，用双手自上向下按揉脊椎两旁的肌肉三四次；再用两拇指按压第五腰椎两旁的肌肉，用力由轻渐重。一般经按摩 3～5 分钟后，多能站立行走。

法七：樊春洲

患者侧卧，疼侧在上。医者立于患侧背后，用双手拇指按压腰椎两旁明显的疼痛处。令助手拉患侧的腿向前屈曲，直达腹部两三次，趁患者不注意时，拉其腿猛向后伸，局部指下即感"咯"的声音，术后便感轻松。

（2）提拔法：田景阳

患者正坐。一助手与患者对立，用两前臂压于患者的两腹股沟处。医者立于患者背后，双手扶患者两肩向左右推动，使腰部旋转数次。一手垫手帕堵住患者的口鼻，另手环抱胸部，用力向上提拔；另一助手用手掌叩击患处，医者缓缓松力，并松上手，使患者出气，并咳嗽数声。严重者可连续做两三次。内服舒筋丸（53）。

（3）指挺法：田景阳

患者立于桌前，两足分开，腰部前屈，双手扶桌。医者立于患者一侧，一手托患者少腹，另手扶于背部，推拉患者躯干，使脊椎做环行活动数次；再立于患者背后用双手拇指压于疼处，令患者直腰立起；将要立直时，医者两拇指向前用力推之即愈。内服舒筋丸（53）。

（4）提抱法：严春生

患者正坐床沿，两腿下垂。医者对立于面前，患者两手扶住医者两肩，医者两臂环抱患者躯干，双手压于腰部疼处，用力上提患者躯干，同时双手向前拉腰部。连做五至七次。

（5）针刺法：陈发淦

患者或站立或俯卧。医者在健侧腘后委中穴处寻觅青筋（此筋伤后数小时出现，长约1～2分，竖形），用三棱针消毒后刺之，放出少量污血。再局部按摩数次即愈。若伤久或疼重，外用活血散（116）热敷。

（6）椎间盘突出按摩法：吴月汉

患者正坐，腰部尽量前屈，或俯卧腹部垫一枕头。医者在腰椎两旁、臀部和患侧大腿等处先拔火罐，再按摩足太阳膀胱经在背部循行的路线（用按摩、捏、搓、抖的手法），最后用艾条灸左、右肾俞及阳关等穴。

　　按：腰、背伤筋在临床上比较多见。以上的治疗方法都是些用之有效的验法。但须注意若有骨折可疑者，或怀孕期的患者，或年老以及气血衰弱者，均须慎重使用。

附一编 药 物

内 服 药

内服药共计 68 方，均为经验良方。兹按：通经安神、活血祛瘀、续筋接骨（包括一般骨折和连接迟缓的骨折用药）、舒筋活络、补气养血和其他六类介绍于下。

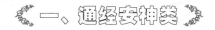 一、通经安神类

（1）跌打紫金丹　尹祖明

主治胸胁部软组织损伤疼痛。

血竭、三七、西红花、琥珀各三钱　骨碎补、土鳖、自然铜（醋煅）、乳香、没药各四钱　沉香、辰砂各钱　灵仙二钱　麝香三分　熊胆（以酒浸化）四分

上药除麝香、熊胆酒外，将各药共为极细末，再入麝香研匀，以喷壶将熊胆酒喷洒药粉上，边喷边拌，待酒气已干，入瓶内密封备用。每次服六分至一钱二分，以酒或开水送服，每日服二至三次。孕妇及气血衰弱者忌服，老人、小孩酌减。内闭症以童便送服。

（2）止痛散 廖瑞德

主治各种跌打损伤内出血。能散瘀止疼，安魂定魄。

乳香、没药、制马钱子、元胡各五钱 土鳖、三七各六钱 儿茶、红花各四钱半 琥珀、朱砂、制自然铜各三钱 冰片七分 血竭七钱 麝香五分

共为细末，成人每服三至五分，开水或酒少许送服。孕妇忌服。

（3）董氏重伤内服药 陈发淦

主治跌打损伤疼甚，或吐血或昏迷不醒。能化瘀消肿、止疼、止血，并有滋阴平肝、增强兴奋的作用。

华青（即狗胎。三个月以上的胎盘，狗胎尚未长毛者，切片洗去污血，入砂锅内文火炒成黄色，研细末，瓷瓶收贮勿令泄气） 田三七（研细）、熊胆各一分

酒四两，或童便或水酒各半，融化熊胆冲服二药末。小孩分二次服。

二、活血祛瘀类

（4）跌打初期内服药 严长林

主治骨折初期局部肿胀、疼痛，有血瘀气滞者，能消肿、止疼、散瘀、活血。

紫金标、隔山哨、金铁锁、大血藤、三角会、红背汗、土茯苓、见血飞、月下花、小南木香、血老鼠各二钱 狗骨节、小血藤各五钱 五香血藤根、苎麻根、绿

葡萄各四钱　三分药、山槟榔、伸筋草、黑骨头各三钱
小红参六钱　制草乌钱

　　共为细末，成人每服六分，小儿酌减。早晚各服一次，白酒冲服，小儿用白水冲服。孕妇忌服。

　　按：上方的药物，多采云南省地方药物，请参考《滇南本草》以下同。

　　（5）仙复汤　姜友民

　　活血、消肿、止疼。对跌打损伤肿疼厉害者最宜。

　　当归、柴胡、银花、乳香、没药、白芷、贝母、防风、赤芍、桃仁、山甲珠各三钱　花粉四钱　红花二钱
陈皮钱半　甘草钱

　　水煎加酒服。每日一剂。肿重时加麻黄钱半。本方加麻黄、羌活、独活、苍术、猪苓、泽泻、苡仁，名加味仙复汤。

　　（6）跌打肿疼内服药　容佐朝

　　一般跌仆肿疼、骨折、脱臼均可服用。能消肿止疼、活血散瘀。

　　归尾、赤芍、桃仁、没药、乳香、丹皮各三钱　香附、泽兰、五加皮、苏木各四钱　木香、防风各钱半
桂枝、红花各二钱

　　上药水煎服。

　　血竭一钱、田三七五分

　　上药研末冲服，孕妇忌服。

　　（7）活血汤　严春生

主治跌打损伤严重者。能活血、散瘀、止瘀。

当归、生地、乳香、没药、血竭、土鳖、地龙、西红花、三七各二钱 桃仁、赤芍各一钱

元酒引，水煎分两次服。

若哆开骨折加双花、公英各一两，大便干燥加大黄，上肢加桂枝二钱，下肢加牛膝二钱，腰部加杜仲二钱。孕妇忌服。

（8）**活血舒肝汤** 姜友民

主治伤后瘀血初起。

当归四钱 柴胡、赤芍、枳壳、大白、大黄各三钱 黄芩、厚朴各二钱 桃仁、陈皮各钱半 红花、甘草各钱

水煎服。

（9）**通经散** 樊春洲

主治骨折、脱臼，内脏损伤及一切瘀血症状。能活血、止疼、化瘀、解毒、消肿。

三七、当归各一两 制马钱子二两 西红花、血竭、乳香、没药、丹皮、山甲、川军各五钱 赤芍、苏木、双花各八钱 桃仁、秦艽、枳壳、桂枝、牛膝各六钱 朱砂、冰片各三钱 元寸二分

马钱子炮成酱茶色去净毛。共研极细末，后入朱砂、冰片、元寸和匀，瓷瓶密封。成人每服八分，小儿及体弱者酌减，用黄酒为引，每日一至二次。

（10）**当归活血汤** 吴少芳

主治跌打损伤，瘀血积聚，皮肤青紫，肿胀疼痛。能活血化瘀，消肿镇疼。

西党参、当归、枳实、青皮、广木香、赤芍各钱半　川芎、红花、甘草各钱　大黄、厚朴各二钱

水煎服。

(11) 损伤内服药　李占运

主治跌打损伤，青紫疼痛，肿胀灼热。

当归尾、赤芍、泽兰叶、丹皮、乳香、没药、红花、紫荆皮、五加皮、川军各三钱　苏木四钱　刘寄奴、红茜草各五钱　桃仁、山甲珠各二钱

上肢加桂枝二钱，中部加全栝蒌三钱，下肢加川牛膝二钱，黄酒引水煎服，孕妇忌服。

(12) 活血汤　滕立衍

主治骨折、脱臼、关节挫伤，瘀血凝滞。能舒筋活血，消肿止疼，解毒润便。

归尾、生芪各四钱　双花五钱　苏木、赤芍、桃仁、红花、地龙、乳香、没药、土鳖、川断、生地各三钱　川军、公英、白芷、甘草各二钱

黄酒、童便引，水煎服，孕妇忌服。

(13) 内服药　姚胜年

活血祛瘀。伤在头面、颈项者，服之宜。

当归、川芎、泽泻、丹皮、桃仁、红花、藁本各三钱　苏木二钱

水煎服。

75

（14）何首乌散　姜友民

顺气活血，疏风定疼。

何首乌、当归、赤芍、白芷、乌药、枳壳、防风、甘草、川芎、陈皮、香附、苏梗、羌活、独活、肉桂、薄荷、生地

水煎服。

（15）羌活五积散　张健民

主治跌打损伤初期，伤处瘀血肿疼，甚或恶寒发热。能发表祛寒，行气破瘀，消炎凉血。

羌活、归尾、桂枝、木通、赤芍、香附、台乌、桃仁各三钱　防风、丹皮、川芎、栀子、红花各二钱　细辛钱　生姜二钱

水酒各半煎服，成人每日一剂，小儿减半。妇女经期、妊娠期及哆开骨折者忌服。

（16）橘术四物汤　姜友民

主治伤后瘀血凝滞作疼。

当归、川芎、白芍、生地各二钱　陈皮、白术、红花、桃仁各钱

水煎服。

（17）接骨丹　田景阳

主治骨折及软组织损伤。能化瘀、活血、止疼。

三七三钱　没药、乳香、血竭各四钱　红花、儿茶、制马钱子各一两　冰片钱　麝香二分

共研细末。每服一钱，日服两次，黄酒送下，小儿

酌减。破皮者撒伤口。皮未破呈现青紫色者，用白酒调敷患处。忌生冷、辛辣及暴怒、房事。此药服足八天，骨质已增生或伤处已愈合者，即停服。

（18）逍遥散　姜友民

舒肝健脾，活血祛瘀。

白术、茯苓、当归、白芍各二钱　柴胡一钱　薄荷五分

水煎分服。

（19）丹栀逍遥散　姜友民

主治伤后血热妄行，为吐血、衄血。

逍遥散原方加丹皮、栀子各钱半，水煎服。

（20）参七片　诸方受

主治跌打损伤，瘀血凝滞，疼痛难忍。能破瘀、生新、止疼。

参三七末、七厘散等分机压成片，每片重0.3g，每日早晚各服5片，黄酒或开水送下。

附七厘散方

朱砂、乳香、没药、红花各钱五分　血竭一两　儿茶三钱四分　冰片、麝香各分二厘

共为细末，和匀密贮。

（21）七厘散　刘仁昌

外用止血，内服除瘀血止疼。

红花、血竭、乳香、没药各二钱　朱砂一钱　元寸五分

共为细末。外用、内服均可。内服每日二次，每次五分。孕妇忌服。

（22）七厘散　姜守义

主治闪腰岔气作疼。能舒筋、活血、化瘀。

乳香、血竭、西红花各十二两　没药、炒桃仁、杜仲、姜虫、地龙、刘寄奴、川断、骨碎补、川军、土鳖、丹皮、生地、甘草各六两　朱砂十两　白芷三两

共为细末，每服三至六钱，黄酒冲服，日二服。小儿酌减，孕妇忌服。

（23）理气活血汤　张健民

主治损伤胸胁，疼彻胸背。宽胸理气，镇疼行瘀，清肺止咳。

瓜蒌皮四钱　当归、青皮、丹参、柴胡、佛手片、杏仁、郁金、台乌、藕节各三钱　玄胡、桔梗各二钱　白芥子钱半　甘草钱　广木香八分

水酒各半煎服。每日一剂，小儿减半。妇女经期、妊娠期忌服。体质虚弱、肺结核、肺炎者去酒、水煎服。

（24）散瘀和伤汤　张健民

主治胸背腰部，新伤瘀血，伤久死血停积，局部肿胀充血，或肌肉硬化等症。能破瘀祛积，凉血止疼。

三棱、山甲珠、羌活、柴胡、桃仁、赤芍、归尾、紫草各三钱　泽兰、紫荆皮、丹皮、红花、土鳖各二钱　莪术钱半　田三七钱　马钱子（焙枯呈浅黄色去净毛）

八分

水煎服，每日一剂，儿童减半。体质瘦弱、孕妇、妇女经期、婴儿及一切慢性病忌服。体强者马钱子可增到一至二钱。

(25) 祖钦方 张健民

主治背部两肩胛骨间新久伤疼。能破瘀散积。

当归五钱 黄芪两 川芎、草乌各一钱 生地、云茯苓各四钱 制马钱子钱半 川乌、酒杭芍各三钱 山甲珠二钱

水酒各半煎服。每日一剂，早晚空心服。一般慢性病、体质虚弱及孕妇等忌服。此方服一至三剂后背疼加重，续服一至六剂即痊愈。然后再服十全大补汤一至六剂，即可恢复健康。

(26) 努伤化瘀汤 田景阳

主治胸背部受撞击，皮未破，骨未折，但胸腔不舒，为内有气血瘀滞。能通气血，消炎化瘀。

陈皮、乌药、红花、没药各二钱 归尾、五加皮、刘寄奴、骨碎补各一钱五分 核桃二个（去内皮） 三七末二钱（冲服）

用水三杯煎至一杯，冲入三七末顿服，一日一付，连服三至五日。忌恼怒及刺激性食物。

(27) 加味小柴胡汤 滕立衍

主治胸胁损伤，瘀血停积，症现气促胸满，咳嗽疼剧，日夜不能卧。能舒肝理气，消肿止疼。

柴胡、半夏、陈皮、黄芩、茯苓、知母各三钱　双花四钱　党参、枳壳、甘草各二钱　青皮、木香、乳香、没药各钱

元酒童便为引，水煎分服。

三、续筋接骨类

（一）一般骨折

（28）接骨散　樊春洲

主治一般骨折。能续筋接骨，化瘀止疼。

制马钱子二两　地龙、土鳖各八钱　螃蟹、自然铜、当归、无名异各一两　硼砂、川军、血竭、乳香、没药、丹皮、三七、西红花各五钱　毛申姜、川断各六钱　元寸二分　朱砂三钱

自然铜醋淬九次，以不发亮光为度。无名异以醋炒透，毛申姜去净毛炒用。共为细末，再入朱砂、元寸和匀，瓷瓶密贮。每服八分，日服一至二次，黄酒为引。小儿及体弱者酌减，孕妇忌服。

（29）骨折内服药　容佐朝

主治一般骨折。能消肿祛瘀，止疼接骨。

大黄、桃仁、乳香、没药、归尾各三钱　苏木、川断、骨碎补、泽兰各四钱　红花、无名异各二钱

水煎服

自然铜（醋制）、血竭各钱　田三七、土鳖各五分

研末分二至三次冲服。每日一剂。伤头部加天麻二

钱，胸部加丹参三钱、白及四钱、枳壳钱半，上腹部加三棱二钱、莪术二钱，下腹部加车前、木通各二钱，上肢加桂枝二钱，下肢加牛膝三钱。孕妇忌服。

（30）接骨丹　滕立衍

主治一般骨折。能活血止疼，舒筋接骨。

当归、白芷、月石、地龙、乳香、没药各五钱　血竭、红花各两半　龙骨、土虫、制自然铜各两　川断八钱　朱砂、虎骨、琥珀各三钱　申姜、王瓜子各二两寸香、梅片、三七各三分　珍珠二分

共为细末，每服一至二钱，元酒童便送服。孕妇忌服。粉碎骨折倍加虎骨、珍珠。

（31）接骨丹　李占运

主治一般骨折。

申姜、乳香、没药、血竭、红花各三钱　儿茶二钱制自然铜、五加皮、紫荆皮各五钱

共为细末，每服二钱与黄瓜子炒黄研末二钱同服，童便引。忌食发物，孕妇忌服。

（32）接骨丹　吴少芳

主治一般骨折及肿疼。能活血化瘀，接骨续筋，消肿止疼。

当归、川芎、牛膝、木瓜、猴骨、虎骨、乳香、没药、南藤、桂枝、土鳖、制马钱子各五钱　川断、古铜、红花、血竭、地龙各三钱　桃仁二钱　三七四钱

共研细末。伤在上半身饭后服，在下半身饭前服，

每日早晚各一次，每次一钱，水酒各半送服。孕妇忌服。

（33）整骨丹　姜守义

主治一般骨折。能舒筋活血，散瘀接骨。

大黄、土鳖、血竭、乳香（去油）、没药（去油）各二十两　海螵蛸、金钢骨（炒）、水菖蒲各十六两　鹿角霜十两　当归、杜仲各十二两　木贼草二十四两　甜瓜子三十两　蟹壳二十六两　红参十四两　冰片四两

共研细末。每服三至六钱，日二服，小儿酌减，黄酒冲服。

一般骨折，每六钱内加土鳖、蟹壳、甜瓜子、金钢骨、豹骨、虎骨或乌凤骨、自然铜、爬山虎根各二钱，每服三至六钱，日二次。

哆开骨折和大流血者，每六钱内加天麻、三七、乳香、没药各二钱，梅片五分，麝香三分，每服三至六钱，日二次。

头部伤加藁本，颈部加川芎，臂、指加桂枝，肋骨加桔梗，腰部加杜仲，腿部加牛膝，足部加石斛，右胸加柴胡，左胸加桑白皮各一至二钱。

忌食辛辣有刺激性的食物，孕妇忌服。

（34）活血接骨丹　姜守义

主治一般骨折。能活血接骨。

川军四钱　申姜、月石、儿茶、虎骨、红花各二钱　川芎、朱砂、乳香、没药各三钱　当归四两　麝香三分

血竭五钱

共为细末，每服二钱，日二服，黄酒冲服，小儿酌减，孕妇忌服。

（35）接骨丹　姜守义

主治一般骨折。

生半夏一两　土鳖、自然铜各二两

半夏与土鳖拌炒。半夏炒成黄色，取出不用；将土鳖与自然铜共为细末，每服一至二钱，日二次，黄酒冲服，小儿酌减，孕妇忌服。

（36）接骨散　姜守义

主治一般骨折。

土鳖、申姜（去毛）、乳香、没药、煅自然铜、月石各一斤　大黄炙　二斤　朱砂十两

共为细末，每服二至三钱，日二次，黄酒冲服，小儿酌减，孕妇忌服。

（37）十三太保接骨丹　涂文辉

凡跌打压伤骨折，不论新久，均可服用。

自然铜四两　血竭、猴骨、土鳖、乳香各二两　朱砂五分　地龙、山甲、虎骨、骨碎补、灵仙各三两　紫铜钱四十枚　元寸一钱

先将自然铜、紫铜钱用醋煅九次研细末，虎骨、地龙、甲珠、猴骨用猪油炙焦存性。共为细末，再入元寸和匀，瓷瓶封固。每服五分至一钱，早晚各服一次，米酒送下。孕妇及软组织损伤忌服。

83

（38）镇疼接骨丹　张健民

主治一般骨折。能接骨、生肌、活血、止疼、消肿、退热。

螃蟹（酒醉焙干）八两　血竭一两　白芷五钱　当归四钱　元寸五分　上肉桂一钱

共为细末，炼蜜为丸，如梧桐子大，每服三钱，小儿减半，孕妇忌服。

（39）接骨丹　王乐卿

主治一般骨折。能开瘀、活血、接骨。

麻黄、制马钱子、乳香、没药、血竭各一斤　自然铜二斤

醋煅共为细末，每服二钱，每日服一至二次，黄酒冲服。孕妇忌服。

（40）五味接骨散　严春生

主治一般骨折。能舒筋活血，开窍破瘀。

土鳖、地龙、串地龙、血竭各三钱　梅片五分

共为极细末，每服一钱，每日二次，元酒送服。孕妇忌服。

（41）损伤散　姚胜年

主治各型骨折及陈旧性骨折。

乳香、没药（均去油）、自然铜（醋淬裂开）龙骨、土鳖各一两五钱　三七三钱　元寸二分

共为细末，成人每次服五分，每日服二次，早晚空心服。10～15岁者每次服三分；6～9岁者每次服二分；

6 岁以下者每次服一分。孕妇忌服。

（42）刘氏接骨散　诸方受

主治各种骨折已经正复固定者。

人中白二两　土鳖、辰砂各四两

共为细末，每晚服二钱五分，绍兴酒四两送服，连服二日。服此药不用外敷药。正复后内垫草纸，外用竹帘或夹板，以布带缚定。肿疼重者浇烧酒即可消肿止疼。服药二天即可。若用之过多，将使骨痂生得过大。

（43）续筋接骨第九方　尹祖明

主治骨折断筋，局部无肿热症状，或肿热症状已大减。能散瘀通经，续筋接骨。

大肉蟹二只，洗净加油盐蒸熟（如无，用螃蟹代之，洗净后文火焙酥，研成细末）顿服。孕妇忌服。

（二）愈合迟缓的骨折

（44）续筋接骨第十方　尹祖明

主治气血衰弱，骨折愈合迟缓。能补气养血，止疼接骨。

熟地、黄芪各一两　归身五钱　鹿角霜四钱　破故纸、自然铜（醋煅）、乳香、没药各二钱　参三七钱　土鳖、川断、骨碎补各三钱

水煎服，孕妇忌服。

（45）黑接骨散　严春生

主治骨折后折端连接迟缓，或久不连接。

地龙、生地各二钱　蒺藜、制马钱子各五钱　鱼螵

二两　蛤蚧一对　白花蛇、血余炭、黄瓜子各一两　莲房一个

共为细末，每服一钱，每日二次，高粱根水送服。孕妇忌服。

四、舒筋活络类

（46）舒筋活血丸　滕立衍

主治关节挫伤、脱臼、筋肿、筋翻，瘀血泛注。能舒筋活血，消肿止疼。

归尾、地龙、白芷、川断、红花、乳香、没药、血竭、土鳖、川军、桃仁、牛膝、桂枝、制马钱子各一两

共为细末，炼蜜为丸，每丸重钱半，每服一丸，早晚饭前、后黄酒送服。

86

（47）跌打酒　尹祖明

主治跌仆扭闪伤筋肿疼。能行瘀活血，消肿定疼。

血竭、乳香、没药、川断、骨碎补、苏木、自然铜（醋煅）、猴骨（酒炙）各一两　琥珀、牛膝、赤芍、三棱、莪术、桃仁、参三七各八钱　桂枝六钱　川芎、羌活、独活、细辛、制半夏、儿茶各五钱　防风、白芷、归尾各一两半　姜黄、泽兰、刘寄奴各二两　降香七钱　红花二两半　川军、山栀、土鳖各三两　川破石三两　了刁竹、两面针（去内皮）鸡骨香各二两　一包针、金耳环各一两（川破石以下六味为地方药）

将上药置于坛（或大玻璃瓶）内，入双酒五斤，浸

润三日，再加入三花酒二十斤，密封浸三个月开用。内服每日二至三次，每服五至七钱，全日量不超过二两。孕妇、老人、小儿及气血衰弱者忌服。外敷加温后搽伤部，每日揉三至四次。

（48）藤黄丸　涂文辉

跌打损伤，骨未折断，局部疼痛，酸麻不仁，不论远近均可服用。

藤黄（去油）、泽兰、桂枝各五钱　马钱子（童便浸）、红花、桃仁、骨碎补、灵仙、当归、伸筋藤各二两　木香、土鳖、金毛狗脊、八能麻、桑寄生、木瓜、川芎、三棱、莪术、赤芍、独活、香附、青皮、田三七各一两

藤黄煎沸去上沫，马钱子童便浸九天去毛。共研细末，炼蜜为丸，每丸三钱。新伤每服一至三丸，重伤二至四丸，每日早晚各服一次，米酒送下。连服七天，停二天再服。

（49）五虎散　滕立衍

主治关节扭闪及软组织损伤后遗症。

当归、防风各两半　制南星、白芷、红花各一两

共为细末。每服一至二钱，早晚饭后元酒送服。孕妇忌服。

（50）壮力丸　田景阳

主治骨折愈合后及软组织损伤后遗症。能舒筋活血壮力。

乳香、没药、川贝母、自然铜（醋煅七次）、牛膝、地风、防风、血竭花、独活、羌活、杜仲、红花、木瓜、桂枝、甘草各一两八钱　麻黄、制马钱子各四两

共研细末，炼蜜为丸，每丸一钱。每日服二至三次，每次一丸，黄酒或白水送服，小儿酌减。忌食刺激性食物。

（51）舒筋活络丹　张健民

主治四肢关节脱臼及骨折后肌肉萎缩和神经麻痹。尤其对膝关节陈旧性半月板破裂而形成的肌肉萎缩有特效。

生川乌、桂枝、秦艽、皂刺各三钱　生草乌钱半灵仙、地龙、川膝、当归、鹿角霜各五钱　羌活、防己、寻骨风、生地、白芍、五加皮各四钱　黄芪一两制马钱子、蜈蚣（去头足）各二钱

88

共研细末，炼蜜为丸，如梧桐子大。每服七粒，儿童每服三粒；四小时服一次，白酒或开水送下。有慢性疾患、孕妇及妇女经期忌服。

（52）泽兰酒　诸方受

主治闪腰岔气。能活血通络。

泽兰三两　白薇二两　山甲一两

用烧酒二斤浸药一周，即可服用。每服 30ml，每晚一次，或早晚各服一次。孕妇忌服。

（53）舒筋丸　田景阳

主治腰疼，闪腰岔气。

马钱子水浸去毛，切片晾干，油炸成酱色。研细末面糊为丸，如绿豆大，朱砂为衣。每服一至二分，日服二次，杜仲一钱煎水送服。忌劳伤、房事、恼怒和刺激性食物；芥末解药力尤当忌。

（54）内服药　李世芳

主治半月板破裂。

乳香、没药、血竭、五加皮、自然铜、土元、川军、枳实、川膝、木瓜、甘草各三钱　儿茶、地龙、归尾、秦艽、续断、金石斛、爬山虎各四钱　赤芍五钱　西红花、汉三七各二钱　黄酒、童便各四两

水适量煎成两碗，分四次服，一日服完。三周后练习活动。

（55）鹿茸活血散　姜守义

主治神经麻痹，风湿性关节炎。

乳香、没药、炙山甲、当归各八两　川断四两　西红花二两　土鳖、鹿茸各十两　朱砂三两　鹿角霜六两

共为细末，每服一至二钱，日二次，黄酒送服，小儿酌减。孕妇忌服。

（56）黄芪五物汤　姜友民

主治血痹，身体不仁。

黄芪、桂枝、白芍、生姜、大枣

水煎分服。

❀ 五、补气养血类 ❀

(57) 十全大补汤　姜友民

主治伤久失调，气血亏损。

熟地、当归、川芎、白芍、党参、白术、茯苓、黄芪、桂枝、甘草

水煎服。

(58) 益气养荣汤　姜友民

主治伤久失调，呼吸少气，心虚惊悸。

人参、黄芪、当归、川芎、熟地、白芍、香附、贝母、茯苓、陈皮各一钱　白术二钱　柴胡六分　甘草、桔梗各五分

生姜引，水煎服。

(59) 补中益气汤　姜友民

主治伤久失调，四肢倦怠，动则气喘，一切清阳下陷之症。

炙芪、白术、陈皮、升麻、柴胡、党参、当归、甘草

水煎服。

(60) 补气养血丸　田景阳

主治伤后气血衰弱。能补气养血。

川芎、熟地、杜仲、牛膝、木瓜、羌活、桂枝、甘草、五加皮、明天麻各二两　杭芍、当归、益智仁各二两半　菟丝子、云苓各二两二钱

共为细末，炼蜜为丸，每丸二钱，朱砂为衣。每服一丸，日二服，白水或老酒送服。忌恼怒、生冷、辛辣食物。气血衰弱者与壮力丸（50）合服，服后脐下有坠感，但不泄泻，乃药之作用勿惊。

（61）续筋接骨第八方　尹祖明

骨折断筋或脱臼在手法正复前服用，能固气、散瘀、定疼。

花旗参二钱（如无以丽参、红参代之）　三七一钱

水煎服，或研末以开水送服。孕妇忌服。年老或气血衰弱者，可酌加量，或去三七单服独参汤。

（62）地黄丸　姜友民

主治伤后腰膝痿软，骨热酸疼，自汗盗汗，头目昏眩。

熟地八钱　萸肉、山药各四钱　泽泻、茯苓、丹皮各三钱

91

共为细末，炼蜜为丸，每服三钱，日二服。

（63）健步虎潜丸　姜友民

主治伤后足膝热疼，下肢痿软无力。

龟板胶、鹿角胶、虎胫骨、制首乌、牛膝、杜仲、锁阳、草灵仙、当归、盐黄柏、人参、羌活、白芍、白术、熟地各一两　附子一两半

共为细末，炼蜜为丸，每服三钱，日二服。

（64）独活寄生汤　姜友民

主治腿足冷痛，腰膝疼软无力。肝肾虚，风寒湿邪

侵袭为患。

当归、白芍、熟地、党参、茯苓、防风、寄生、秦
艽各三钱　川芎钱半　独活、杜仲、牛膝各二钱　肉
桂、细辛、甘草各一钱

水煎服。

✿六、其 他 类✿

（一）涩精类

（65）加味锁阳固精丸　李占运

主治伤后滑精梦遗。

丹皮、泽泻、海螵蛸（去壳炒）、川断、菟丝子、
当归、白芍、茯苓各三两　山药、熟地、五味子、锁阳
草、煅龙骨、煅牡蛎、狗脊各五两　萸肉、没石子、覆
盆子、淫羊藿、甘草各二两　桂心、附子各一两　川芎
两半

共为细末，炼蜜为丸，每丸三钱，每服一丸，日三
服，白水送服。

（66）补肾固精丸　田景阳

主治伤后遗精。能补气养血、固精。

当归、五加皮、青皮、牛膝、山药、云苓、白芍、
川断、杜仲、熟地各二两

共研细末，炼蜜为丸。每丸二钱，朱砂为衣。每服
二丸，日二服，早晚淡盐水送服。忌房事、恼怒和生冷
辛辣食物。

(二) 通便类

(67) 通便方　　滕立衍

无论男女各种小便不通。能清利三焦郁热，通利小便。

香草（半花半果时采集，阴干）四两

水煎服。

(三) 止血类

(68) 柏茅合剂　　张凤坦

主治吐血、衄血、咯血等。

鲜侧柏叶、鲜茅根叶各一斤洗净，以水三斤煮取一斤，过滤装瓶密封，存放于阴暗处。每服 15～30ml，日三服。

外　用　药

外用药共计 78 方。按剂型分为外敷药、熨药、膏药和散剂等四种。

《一、外敷药类》

外敷药临床应用广泛。按其配伍分为活血祛瘀、续筋接骨和祛腐生新等三种：

(一) 活血祛瘀

(69) 续骨散　　张健民

主治一切骨折脱臼，以及局部红肿、发热、剧疼、破皮损伤等症。能消肿止疼，生肌接骨。

三黄（大黄、黄柏、黄芩）四两　血竭、冰片各一两　地榆二两　元寸一钱

共为细末，瓷瓶密封。用时撒在膏药上贴患处，或用凡士林调膏敷患处，每周换一次。陈旧性骨折与脱臼或局部无红肿发热症状者忌用。

（70）消炎散　姜守义

主治伤后局部红肿。能化瘀消肿。

申姜、月石儿、茶血竭各一斤

共为细末，按部位大小定量，醋调外敷。有破皮者忌用。

（71）外用药　李占运

主治跌打损伤，瘀血作疼，红肿不消等症。

百草霜、生栀子各二两　制马钱子（不去毛）、红花各五钱　血竭三钱

共为细末。用陈醋一斤，于瓷盆内熬成半斤，入药末搅匀，再入荞麦面二两，搅成软膏，摊于布上敷患处（敷后24小时肿即消）。破皮者忌用。

（72）消定散　姚胜年

主治软组织损伤，肿硬青紫；骨折后肿疼严重；脱臼正复后，肿疼不消；或因肿胀不能及时正复。能消肿、散瘀、止疼。

紫荆皮、儿茶、炒大黄、炒木耳、炒无名异

各等分共为细末，蜜调成糊状涂患处，麻纸绷带缠绕。

（73）二乌散　姚胜年

活血祛瘀，通经止疼。

川乌、草乌各等分共为细末，蜜调敷患处。

（74）二消散　姚胜年

主治伤久血瘀气滞。

二乌散（73）、消定散（72）各等分和匀蜜调敷患处。

（75）化坚膏　李占运

主治无名肿毒，或漫肿无头，或焮热肿疼。

山慈菇、蔓荆子、木鳖子各五钱　芙蓉叶一两　马钱子（带毛炒）、血竭、乳香、没药各三钱　樟脑五分

共为细末，与蓖麻子仁四两共捣成膏敷患处。三至五日后即干，再用鸡蛋清调敷。

（76）先玉散　张健民

骨折脱臼初期，局部充血剧疼，甚或皮肤起水疱者用之甚佳。能活血消肿，止疼接骨。

黄芩、松叶子、车前草、水灯心、黄柏皮、半边莲各三两　水梧桐树根（去粗皮）二两

共洗净捣碎，入鸡蛋清三至四个调匀，按患部大小摊布上敷患处。干后有固定作用。哆开骨折忌用。

（77）固定丹　张健民

四肢骨折及肘、腕、膝、踝等关节脱臼；轻度开放

95

性骨折，伤口处理严密者，均可使用。

香叶粉、白及汁、文蛤汁各二两

鸡蛋清三个调成稀糊状，加温浸透绷带，于患处包扎绕7～12周，儿童绕3～5周。伤口腐烂或局部充血者忌用。以此法固定局部多无水疱发生。

（78）跌打散　容佐朝

跌仆肿疼，骨折、脱臼均可使用。能消肿止疼。

生大黄、生栀子、泽兰各一斤　生川乌、生草乌、归尾、苏木、乳香、没药、五加皮各十二两　红花、马钱子各八两

共为细末，用双酒调煮成软膏状，摊于油纸或布上，厚约一分，温敷患处。若骨折外用夹板固定，每日换药一次。忌敷伤口。

（79）清润散　廖瑞德

主治伤部红肿发热。能清热解毒，化瘀止疼。

川连、山甲、甘草各五钱　山栀、青黛、汉三七各三钱　红花四钱

共为细末，蜂蜜调匀，外敷患处。

（80）续筋接骨第三方　尹祖明

创伤，已溃、未溃皆可使用。能清热解毒。

石苋茜、青苔各一两（系生草药，宜鲜用，干则失效）

将上二药以凉开水洗净，待水气稍干，捣烂，以蜂蜜适量调匀，与第二方（87）合用。

（81）消肿散　容佐朝

主治跌打损伤，不论骨折、脱臼，凡肿胀者，均可使用。

小榕树叶、迭钱草、白背枫、吹风散、八角黄各一斤　鹅不食草八两　大毛七叶、小毛七叶各十两

以上皆为地方药。共为细末，用酒调和煮成软膏状，摊于油纸或布上厚约一分，温敷患处。若骨折外用夹板固定。每日换药一次。忌敷伤口。

（82）三七跌打酒　容佐朝

跌打损伤肿疼者，可内服、外擦，以及外敷创伤。能消肿散瘀，止疼防腐，生肌收口。

大田七、血竭、琥珀各四两　大黄、桃仁、泽兰、红花、归尾、乳香、没药、秦艽、川断、杜仲、骨碎补、土鳖、苏木、无名异、制自然铜、马钱子（炸黄刮去毛）各五两　七叶一枝花三两

97

上药切片，用三花酒三十斤浸两个月，过滤密封。

内服：每次五钱至一两，每日一至二次。孕妇忌服。

外用：若肿疼者，擦患处，每日二至三次。创伤破口用消毒纱布或棉垫浸透敷之，绷带包扎，每日换药一次。

（83）外用药　严长林

骨折、脱臼、挫伤、闪腰等，有瘀血肿疼者，均可使用。

白及、粉三七各四钱　制自然铜、土牛膝各四两
四块瓦五钱　土鳖三钱　五爪龙、鸡血藤膏、叶上花、
叶下花、玉葡萄根、防风各四斤　金丝接骨草、生乳
香、黄柏各二斤　生没药一斤　草血竭五两

共为细末。

骨折：加草乌末，合凡士林、冷开水调敷患处。

脱臼及软组织损伤：去制自然铜，合凡士林，冷开
水调敷患处。隔一至二日换药一次。

（84）元龙丹　李世芳

主治软组织损伤。能消肿止疼，活血散瘀。

苏木、乳香、没药、血竭、儿茶、五加皮、炒地
龙、炒土元各三钱

共为细末。加生姜五钱，葱白三寸，蜂蜜一两，共
捣为膏，敷患处。

（85）祛风消肿散　廖瑞德

舒筋活络，消肿止疼。对陈旧性关节伸屈不灵，风
湿性肿疼有特效。

防风、荆芥、松节、桂枝各一两　吴萸、天麻、如
意油渣（地方药）各五钱　羌活、独活各一两半　樟脑
三钱　细辛四钱　乳香、没药、樟木籽各一两二钱　秦
艽二两

共为细末，醋调煮热，按伤部大小摊油纸上约半分
厚敷患处。忌内服。

（86）外敷药　王立华

主治骨折、脱臼、软组织损伤。能活血、消肿、止疼。

焦楂一斤　白芷、当归、胡椒各四两（胡椒夏季用二两）

共为粗末。用布做长方形袋一个，将药装入袋内，浸入50％的酒精内。用时加温后，敷于患处。

(87) 续筋接骨第二方　尹祖明

创伤，已溃、未溃均可使用。能止血、解毒、生肌、止疼、续筋、接骨。

乌梅炭、金毛狗脊、川军各一两　鸡内金、参三七、自然铜（煅）、没药、乳香、血竭、琥珀、川白蜡各五钱　姜黄四钱　梅片二钱

共为细末，加蜜调成软膏敷患处。忌入眼内。

(88) 跌打散　廖瑞德

主治跌打损伤，关节脱臼。能散瘀祛风，消肿止疼。

三棱、乳香、没药、骨碎补、制马钱子、川椒、姜黄各五钱　莪术、红花、白术、苏木、防风、桔梗、干姜、天麻、苏叶、细辛、降香各四钱　归尾、土鳖、刘寄奴各六钱　山甲两　血竭、大黄、甘草各八钱　荆芥、黄柏、白芷、川芎、牛膝、汉三七各三钱　四生散二两

共为细末，瓷瓶收贮。水、酒各半调匀煮热，按伤部大小摊于油纸上约半分厚，敷患处。忌内服。

(89) 化坚散　田景阳

主治脱臼失治，关节积液，韧带损伤粘连。能软化组织。

血竭、儿茶、三七、自然铜（煅）　骨碎补各三钱　当归、木瓜、赤芍、乳香、栀子、桃仁、山甲珠、牛膝、皂角各四钱　紫金锭七钱　芙蓉叶、金果榄各六钱

共为细末，用纯醋调膏敷患处，外敷热水袋约1小时；再按摩关节，轻度牵引。每日一次。

(90) 复方芥子泥　　诸方受

主治慢性外展拇长肌、伸拇短肌腱鞘炎。能温热筋膜，缓解疼痛。

白芥子四钱　木鳖子、天仙子、生南星、生半夏各二钱　斑蝥一钱

共为细末，蜂蜜调成糊状。用时摊于纱布上约二分厚，敷患处。敷后10小时左右，局部感灼疼即除去。局部即起水疱，用针刺破，流出黄水，再敷消毒纱布，绷带包扎。

(二) 续筋接骨

(91) 接骨丹　姜友民

接骨、散瘀、消肿、止疼。骨折、脱臼正复后及扭闪伤筋等均可使用。

象皮（土炒）、象牙、土鳖各两　地龙（去土）、儿茶各五钱　自然铜（醋淬七次）四钱　乳香（去油）、没药（去油）、无名异（土炒）、番木鳖（去油）、木瓜、

龙骨、天冬、川续断各三钱　三七一钱　梅片五分　元寸三分

共为细末，瓷瓶收贮。用时以鸡蛋清调匀敷患处。

（92）皮铜壳接骨丹　姜友民

骨折正复后外敷。一般十余天折端即能愈合。

五加皮一两　自然铜、土元各五钱

鸡蛋壳15个共研细末，鸡蛋清调敷。

（93）乌龙膏　樊春洲

一切跌打损伤，骨折、脱臼、伤筋等及急、慢性炎症，均可使用。能活血散瘀，续筋接骨。

公牛角炭、青麻炭（破麻袋亦可）各五斤　血余炭三斤　黑铅粉十斤　煅龙骨五两乳香、没药、血竭、儿茶各三两　黄米面四斤　陈醋、蜂蜜各适量

公牛角、青麻、血余制法：盛入瓦罐内以火焙之，至枯焦成炭为度。牛角呈黑茶色，火大即成灰失效。

共为细末，先将陈醋煎开投药，随投随搅，即成糊状，少加蜂蜜。用时按患部大小，摊于布上约一分厚，趁热（凉时加温）敷于患处。二至七日更换一次。破伤者忌用。

（94）混合膏　滕立衍

主治骨折、脱臼、软组织损伤。能活血止疼，续筋接骨。

当归、栀子、白及、牛角（焙黄）、麻炭各八钱白芷、乳香、没药各四钱　红花、血竭、血余炭、菖蒲

炭各一两　鹿角霜、五加皮各两半

共为细末，加白面拌成青砖色。用时每两药，以醋二斤煎至五两，待凉与药粉拌匀，文火收膏。按患部大小摊于布上约二至三分厚，温敷患处。有破伤者留口。敷后局部发痒，或起水疱无妨。化脓者忌用。

（95）六能膏　林振钦

主治骨折、脱臼。能活血、消肿、止疼、去瘀、生新。

当归、川断、桃仁、自然铜、五加皮、骨碎补、香附、栀子、无名异、乳香、没药各四两　川乌、草乌各六两　红花二两

共为细末，合凡士林调膏，摊于纱布上敷患处。

（96）接骨丹　李世芳

骨折敷之。能活血止疼，续筋接骨。

乳香（炒）、没药（炒）各一钱　血竭、汉三七、北虎骨（焙）、血余炭各五分　续断、骨碎补（炒去毛）、金毛狗脊（炒）、炒栀子、冬虫草、鹿茸（炒去毛）各三分　麝香三厘　代翅土元（焙）一个　磕头虫一个　腿部伤加千年健五分

共为细末。老公鸡一只，先刺破鸡冠放出鲜血，然后从颈部杀之，把血注入碗内。翅膀从肩关节上一寸砍下，腿从膝关节上一寸砍下，头从颈中部砍下，与鸡内金用砂锅炒存性，研细末，合前药，以鸡血、人乳（或牛乳）调如膏状，摊油纸上，绕患部一周外敷。外用硬

纸壳固定。七日后揭下研细，仍用人乳调敷。

（97）接骨散　廖瑞德

各种骨折敷之。能化瘀、消肿、止疼、接骨。

骨碎补、血竭、乳香、没药各一两　制自然铜两半　土鳖七钱　泽兰、无名异、红花、生地、赤芍、苏木、桃仁、川断、川加皮、荆芥、栀子、汉三七、杜仲各五钱　防风、归尾、羌活、独活、莪术、甘草各四钱　三棱、木香各三钱　山甲八钱　多松公蕈（地方药）二两

共为细末。用半斤重雄鸡一只，放锅内慢火加温，锅热后倒白酒少许，即将锅盖住，少顷鸡被闷死，去毛及肠脏，与上药共捣烂，再和煮热的大米酒调匀。用时按患部大小摊油纸约一分厚敷患处。每二日换一次。破皮者忌用，并忌内服。

（98）接骨药膏　王乐卿

主治跌打损伤及骨折。能活血消肿，祛瘀止疼。

山葫芦根（地方药）一斤　鸡内金、淡干牛皮各五钱　猪大油一斤　红糖半斤　陈醋四斤

前三药各研细末。除山葫芦根外，合一起先熬开再入山葫芦根，木棒搅匀如糊状，按患部大小摊于布上，厚约一至二分，敷患处。

（99）接骨药膏　王乐卿

主治跌打损伤及骨折。能活血消肿，祛瘀止疼。

羊角末、荞麦面各七两　虎骨末二两　红糖一两　陈醋三两

先将醋、糖熬化，再入药末，木棒搅匀如糊状。用法同上。

（100）续筋接骨第四方　尹祖明

主治骨折及断筋。能通血脉，强筋骨，行气活血，消肿止疼。

自然铜（煅）、参三七、三棱、莪术、琥珀、血竭、降香各三两　苏木、赤芍、续断、骨碎补各二两八钱　半夏、防风、桃仁、牛膝、羌活、独活各二两　泽兰、刘寄奴、姜黄、土鳖各四两八钱　红花、归尾、乳香、没药各三两二钱　桂枝、川芎、细辛各一两六钱　川军、山栀各一斤　白芷、炙猴骨、生马钱子（去毛）各四两　穿破石六两　了刁竹、鸡骨香各四两　两面针（去肉皮）三两（以上穿破石下四味为地方药）

乳香、没药、桃仁、血竭、琥珀另研。余药共为细末，和匀。用时加双酒、面粉调成糊状煮热，摊于布上敷患处。忌入口、眼。

（101）外敷药　姚胜年

主治各种新、旧骨折。

象皮（土炒）、象牙（土炒）各一两　乳香（去油）、没药（去油）、川木瓜、无名异、龙骨、天冬各三钱　番木鳖（去皮油炸）、地龙肉、儿茶各五钱　制自然铜四钱　三七一钱　冰片、麝香各三分

共为细末。用鸡蛋清调成糊状，敷患处。每五日更换一次。破皮者忌用。

（102）接骨丹　李占运

骨折外敷，能活血止疼，续筋接骨。

紫荆皮、五加皮、桑白皮、乳香、没药、生土元、红花、干螃蟹各五钱　血竭、制马钱子、儿茶各三钱　生鹿角一两

共为细末。陈醋二斤于磁盆内煎至一斤，入药末搅匀，再入芥麦面三两搅成糊状，摊于布上，趁温敷患处。

（103）复方碎补散　容佐朝

主治一般骨折。

骨碎补、制自然铜、香信、木耳各一斤　土鳖八两

共为细末。用蜂蜜调和煮成软膏状，摊于油纸或布上厚约一分左右，温敷患处，外用夹板固定，每日换药一次。忌敷伤口。

105

（104）接骨丹　张健民

主治一般骨折。能活血消肿接骨。

水梧桐树根（去粗皮）、当归、白芷、毛姜各四两土鳖一两　血竭、苏木各三两　生地五两

共为细末。水、酒各半炒热敷患处（或用蛋清调敷，时间可持续一至七周）。哆开骨折忌敷。

（105）接骨散　陈发淦

主治脱臼与骨折。能消肿祛瘀，续筋接骨。

金果、清金皮各八两　一炷香、大总管、小总管、散血丹、双目灵、接骨草各四两　血竭、牛艮（即马钱

子煅，去净毛）各一两　乳香、没药各二两

共为细末。水、酒各半调如糊状，蒸约半小时，即有黏性。

骨折：将药糊摊于油纸上约一分厚，再以半天鸡（刚孵出的小鸡）或不满一个月的小鸡一只，土鳖、自然铜各二钱，共捣烂涂于药糊上面，再撒麝香五厘，敷患处，外以附木固定，每日换一次。

脱臼及软组织损伤：以上法摊药糊，上涂鸡蛋清敷患处。

血肿严重或发生水疱者忌敷。

（106）接筋膏　李世芳

虎骨六钱　象皮、旋覆花各一两　白糖二两　元寸香一分

旋覆花煮水，余为细末加白糖煎成膏。伤口用花椒水洗净，白糖、白及用水研浓擦之。三天后外敷此膏，贴时将元寸香撒膏上。忌屈伸活动。

（107）鸡冠血修补骨衣　李世芳

陈旧性哆开骨折，久不愈合，折端外露。

活公鸡冠子，局部消毒后刺破，取鲜血擦伤口。

验案：单某，男性，12岁，左胫腓骨哆开骨折。经他人治疗四十余天，伤口未愈，折端外露，骨变成灰白色，形同石灰。后经此法涂擦，一次骨质色变红润，三次后周围增生肉芽组织，七日后伤口愈合。

（108）角霜散　滕立衍

骨折、关节挫伤、痈疽、风湿性关节炎均可使用。能续筋接骨，消肿止疼，祛风湿邪。

当归、乳香、没药、地龙、红花、血竭、白芷、土鳖各两　鹿角霜、无名异（炒）各两半　制马钱子二两

共为细末，蜂蜜、盐水或茶水调敷患处。

（109）三色敷药　诸方受

主治骨折、脱臼经正复，或伤筋。能化瘀，续筋接骨。

黄荆子（轻捣去衣膜，炒成黑色）　紫荆皮（微炒成紫色）

共为细末，蜂蜜、饴糖各半调成糊状，摊涂患处。若伤处疼重，红肿发热者，先敷三黄油膏，再敷此药。若患部糜烂起水疱者，敷玉红膏。

附：①三黄油膏方：大黄、黄柏、黄芩各五钱，共研细末，与玉红膏四两调匀。

107

②玉红膏方：东丹、滑石粉各一两，凡士林八两，调匀。

（110）续筋接骨第五方　尹祖明

主治骨折。能温补气血，宣发通阳。

葱头三两　老姜六两　凤凰儿十只（即将孵成雏鸡之蛋，连壳以火焙酥。如无，以雄鸡一只代之）

先用酒将鸡闷死，去毛脏捣烂，文火炒酥。葱、姜洗净炒干。共为粗末，面粉、双酒调成糊状敷患处。

（三）祛腐生新

(111) 化脓治疗法　容佐朝

一般创伤化脓，而脓稠多者应用。能消肿排脓，防腐生肌。

黄柏切片，每两用水 500ml 煎取 150ml 过滤。浸消毒纱布或棉垫敷患处。每日换二至三次。此液不能久贮，否则减低疗效。

(112) 祛腐生肌膏　姜守义

主治外伤破皮化脓者。能祛腐生肌，消肿止疼。

乳香、没药、儿茶各三钱　三七二钱　轻粉五分梅片三分　麝香二分

共研细末，蜂蜜调敷患处。

(113) 生肌膏　李占运

主治哆开骨折和表皮破伤。

乳香、没药、龙骨各五钱　儿茶、血竭、象皮、冰片各三钱　珍珠母（煅）二两　血见愁一两

共为细末，与猪板油半斤捣匀，涂布上敷患处。若出血过多者，先撒白及粉。

(114) 紫草油　兰绍卿

主治骨折后表皮起水疱，一般创伤，均可涂之。骨折正复后涂之，可预防水疱发生。

菜子油或生麻油炼熟后，入紫草浸成浅红色。用棉花蘸油涂患处。

(115) 续筋接骨第六方　尹祖明

患处用外敷药后，皮肤作痒，或出现红疹。能润燥

止痒，并可预防水疱发生。

用生油或芝麻油涂擦患处。

《二、熨 药 类》

（116）活血散　陈发淦

主治扭挫闪伤。局部血肿疼痛，或筋骨酸疼，腰疼等。能舒筋活络，消肿止疼。

红花、丹皮、大黄、大总管各三钱　血竭钱　乳香、没药各二钱　米酒二斤

上药共研细末，置砂锅中用酒半斤将药拌湿，入另锅水中煮砂锅，待药热布包熨患处。冷则加酒再煮，如法将酒用完。最后将药渣趁热敷于患处包扎，每日一次，连续三日。

（117）海桐皮汤　姜友民

主治一切跌打损伤，筋翻骨错，疼痛不止。

海桐皮、透骨草、乳香、没药各二钱　当归钱半
川椒三钱　川芎、红花各一钱　灵仙、白芷、甘草、防风各八分

水煎熏洗患处。

（118）加减海桐皮汤　滕立衍

主治陈旧性脱臼及软组织损伤。能舒筋活血，消肿止疼。

海桐皮一两　当归、防风各四钱　红花、川椒、地龙、秦艽、川断、桂枝、川羌、牛膝各三钱　乳香、没

药各二钱　五加皮五钱

布包水煎熏洗患处。破伤及化脓者忌用。

（119）熏洗方　姚胜年

主治骨折愈后关节僵硬。能散瘀、活血、止疼。

透骨草、伸筋草各一两　泽兰、刘寄奴各五钱

水煎熏洗患处，日三次。每剂洗五至六日。

（120）洗药方　王乐卿

舒筋、活血、散瘀、化坚。

透骨草八钱　生栀子、地肤子、苏木、川椒各五钱
伸筋草、乳香、没药各三钱

水煎熏洗患处。

（121）消肿活血散　姜友民

活血祛瘀，通经止疼。

苏木、丹参各五钱　红花、羌活、灵仙、五加皮各
三钱　乳香、没药各二钱

水煎熏洗患处。

（122）正骨汤　李世芳

陈旧性脱臼，骨折畸形愈合正复前用之。若骨不连
接，用此熏洗，即感肿胀作疼，外敷接骨丹（96）亦能
愈合。

当归尾、透骨草各一两　赤芍、地骨皮、五加皮、
海桐皮、南红花各五钱　杉木皮三两

水煎熏洗患处。伤久者要多洗一些时间。

（123）续筋接骨第七方　尹祖明

主治骨折、筋断，或脱臼经治疗后，局部已有支持力者。能清热、活血、散瘀、消肿、止疼。

红花、归尾各一斤　黄柏、川军、山栀、面粉各斤半　乳香、没药各三两　生马钱子（去毛）四两　白凤仙花、了刁竹各一两　鸡骨香六两　两面针二两　金耳环三两　芙蓉叶、冬青叶各八两（以上白凤仙花下七味系地方药）

乳香、没药另研。余药共为细末和匀，加白蜡适量，蒸热敷于患部。忌入口眼。

（124）续筋接骨第一方　尹祖明

主治创伤，清洁伤口。能祛风解毒。

荆芥、防风、白芷各三钱　黄连钱半

水煎洗患处。

（125）五加皮汤　姜友民

活血舒筋，通经止疼。

当归、没药、五加皮、皮硝、青皮、川椒、香附各三钱　丁香、地骨皮各一钱　丹皮二钱　麝香一分　葱白三根

水煎熏洗患处。

（126）苏木煎　姜友民

活血祛瘀，通经止疼。

苏木、大力草各一两　丹参五钱　卷柏四钱　乳香、没药、木瓜、花椒各三钱

水煎熏洗患处。

（127）舒筋煎　姜友民

活血舒筋，通经止疼。

苏木、丹参、羌活、五加皮、紫荆皮各五钱　灵仙、牛膝各三钱

水煎熏洗患处。

（128）舒筋活血散　姜友民

舒筋活血，通经止疼。

大力草、丹参各一两　凤仙花一棵　艾叶一把　卷柏、羌活、独活、木瓜、牛膝各五钱

水煎熏洗患处。

三、膏药类

（129）伤膏药　诸方受

主治一切跌打损伤，时久劳伤筋骨酸疼。能活血利气，温经止疼。

桑枝一斤　桃枝、柳枝、槐枝各半斤　乌附块、生川乌、生草乌、生南星、归尾、苏木、大黄、桃仁、黄荆子、紫荆皮各四两　生半夏、僵蚕、青皮、防风、丹皮、赤芍、甘松、红花、王不留行、威灵仙、莪术、地龙各二两　白蒺藜、毛姜、透骨草、川断各三两　乳香、没药、元胡、川羌、川芎、独活各一两五钱　宣木瓜、白芥子各一两　桂枝五钱

用香油二十斤浸一周，然后熬枯去滓，入炒铅粉一百两收膏。摊成膏药加丁桂散约一分贴患处。

附丁桂散：公丁香、母丁香、肉桂、荜拨各等分研末和匀。

（130）接骨止疼膏　姜友民

主治一般伤筋骨折。

太乙膏一两　接骨丹（91）一钱

和匀敷患处。

（131）跌打膏　严长林

挫伤、扭伤筋疼，骨折愈合后筋疼，均可使用。能舒筋、活血、散瘀。

当归、首乌、一枝蒿、熟地、川乌、重楼、台乌各二两　香油二斤　桐油、红丹各三斤

先将二油用文火加温约 10 分钟。入上药（除台乌后入）经半小时后，入台乌约 2～3 分钟，即滤过药渣。用罗筛入红丹，随筛随搅使之均匀，至滴水成珠软硬适宜即可。用时摊布上敷患处。破皮者忌用。

（132）风损膏　吴少芳

陈旧损伤关节酸疼，风湿腰疼，初起无名肿毒均可使用。

川乌、草乌、牙皂各三钱　细辛一钱　山奈、桂枝各五钱　胡椒二钱

共为细末。

葱头二钱　生姜一钱　血余五钱　香油一斤

共煎枯去滓，再熬至滴水成珠，下樟丹半斤，将烟搅净，再下药末即成。用时摊布上贴患处。

(133) 虎骨膏　王乐卿

主治骨折，风寒麻木，腰背疼痛，鹤膝风等。

当归、红花、木瓜、牛膝、白芷、杜仲、荆芥、防风、苍术、桂枝、川断、乳香、没药、麻黄、天麻、川乌、草乌、灵仙、茜草、赤芍、苍耳子、生地、千年健、海风藤、地风、石决明、龙骨、秦艽、毛姜、川羌、独活、细辛、自然铜、儿茶、五加皮、土元、青风藤、乌花蛇、苏木、全蝎、象皮、虎骨、血竭、透骨草、地龙各六钱

香油五斤，用文火炸药，至药枯浮起，滤去药渣，再熬油至滴水成珠，下樟丹（按每斤油下半斤丹计算）即成。摊布上贴患处。

◇四、散 剂 类◇

(134) 展筋丹　姜友民

主治骨折后筋肉痉挛，局部疼痛，扭闪挫伤，劳伤，风寒湿痹等症。能舒筋活血，消肿止疼，强壮筋骨。

人参、珍珠、琥珀、当归、梅片、乳香（去油）、没药（去油）、参三七各五分　血竭一钱　元寸三分牛黄一分

珍珠制法：将珍珠放于小铜勺中，上盖碗或碟，在火上摇动，听有"叭叭"之声即可。另法：用纸烟内锡纸将珍珠包住，于灯火上烧之，听有响声即可。又法：

用豆腐一块，中挖一洞，将珍珠放入，仍用豆腐盖住，放笼内蒸约2小时左右即可。研细末。

乳香、没药去油法：铁锅内装炉灰或黄土，上放粗纸五至七层，纸上放药。锅底加热，土热油被粗纸吸收，反复数次，至纸上无油为止。研细末。

人参、当归、三七烘干后与琥珀共研细末。血竭、元寸、牛黄每味单研细末。以上各药末调匀，装瓶内（玉石瓶或玛瑙瓶）密封，放干燥处。

（135）展筋丹（又名揉药）　姚胜年

主治骨折愈合后关节强直，脱臼正复后肿疼，跌打损伤筋肿疼，扭闪挫伤关节疼。能活血散凝，消肿止疼。

人参、乳香（去油）、没药（去油）、琥珀、珍珠（煅）、三七、当归（现用者去当归加西红花二钱）各五分　血竭二钱　牛黄一分　麝香三分

115

共研细末，用瓷瓶收贮，勿令泄气。用时以拇指蘸少许，在患处轻轻揉之，将药揉尽。每处蘸药三至五回为一次。开始每天揉一次，继则二至三日揉一次。

（136）止血散　廖瑞德

主治各种出血。能止血、止疼。

汉三七五钱　儿茶、白及各一两　松香四钱　甘草、乳香、没药各三钱

共为细末，内出血成人每服五分至一钱。外出血撒布伤口。

（137）金血散（刀创药）　李世芳

主治新伤出血，或哆开骨折。

血余炭一两　鸡内金（炒黑）五钱

共为细末，瓷瓶收贮。撒布伤口。

（138）止血灵　滕立衍

主治各种红伤出血。能止血生肌。

海螵蛸研细末，撒布创面。

（139）止血方　张凤坦

主治刀伤针刺出血。

血余炭、白糖各等分研细末，撒布伤口。

（140）生肌散　容佐朝

用于外伤创口，能生肌收口。

煅龙骨、炉甘石、血竭、儿茶、黄柏、黄丹各五钱
乳香、没药、田三七、象皮各三钱　五倍子二钱　冰片
一钱

共为细末，三七、象皮、冰片另研，和匀，瓶装密
封。撒布创口。

（141）珍珠散　滕立衍

主治红伤，痈疽诸疮。能祛腐生肌。

珍珠四分　石膏四钱　龙骨一两　月石、白芷各三
钱　石决明、象皮、海螵蛸、乳香、没药各二钱　朱砂
（水飞）五钱　牛黄、梅片各一分

共为细末，撒布疮面。

（142）祛腐提毒散　滕立衍

主治创伤化脓，痈疽诸疮。能祛腐生肌。

煅龙骨、煅石膏各一两　乳香、没药各二钱　红粉、朱砂各五钱　白芷四钱　轻粉三钱

共为细末，撒布疮面。新伤忌用。

(143) 珍珠散　姜守义

主治创伤化脓。能祛腐生肌。

珍珠、松香各四钱　石膏二钱

共为细末，撒布创面。

(144) 牛黄散　滕立衍

主治红伤，痈疽诸疮。能止血消肿，防腐生肌。

牛黄、珍珠各三分　元寸香、轻粉各一分　海螵蛸三钱　龙骨四钱　月石二钱　煅石膏五钱　消炎粉一包

共为细末，撒布创面。

(145) 珍珠生肌散　姚胜年

主治创伤流血，骨髓炎窦道。能祛腐生肌。

珍珠、元寸、冰片各三分　海螵蛸（去硬壳）、龙骨各二钱　文蛤、黄丹各五分　枯矾一钱

共为细末，撒布创口。

(146) 香生散（又名生肌止疼散）　张健民

主治创伤出血，褥疮。能活血消肿，生肌止疼。

红花、白芷、乳香（去油）、象皮（切片煨炮）各三钱　煅石膏一两　白及五钱　黄连、三七各二钱

共为细末，撒布伤口。

附二编　其　　他

这部分是有关骨病和骨伤后并发病等的治疗验法。分伤后休克急救法，骨结核、淋巴结核、骨髓炎、骨梅毒、骨与关节病、破伤风等的治疗法等七项。分别述后：

一、伤后休克及发痧急救手法　兰绍卿

弹胸锁乳突肌、胸大肌、斜方肌、腹外斜肌。

弹法：用拇、食二指，将各肌肉按排列之先后，做提起放下的动作。

二、治骨结核法

法一：姜友民

1. 发病期

其发病缓慢，初觉局部困酸，微有疼感，时轻时重，局部渐渐漫肿，身体日见消瘦，食欲减退或有盗汗，微寒，日晡发热，舌苔白腻，咳嗽，吐黏痰，患肢功能减退等。

（1）内治法：以温经通络、解凝散寒为主，宜阳和汤。

熟地五钱　鹿角胶、麻黄、白芥子各二钱　肉桂八分　炮姜钱半　甘草一钱

水煎服。每日一剂，连服七十至八十剂。

加减法：初服熟地用小量，两三剂后，饮食增加，可适当加量。下午发热加柴胡、青蒿、鳖甲。咳嗽加百部、天冬、兜铃。食欲不振加厚朴、苍术、陈皮。体弱盗汗加麻黄根、五味子。遗精加黄连、肉桂，饭后服。服后口渴加麦冬、花粉。

（2）外治法：外用熨药热敷，并敷阳和膏。

熨药方：黑豆三斤　紫草四两　黄柏五钱　葛根一两　苡仁、党参各三两　米醋米酒各一斤

水煎去滓，加入黑豆及酒醋各四两（每次各用四两，再次再各用四两）煮热，将豆分盛两袋中，交替敷患处，每次约半小时。

阳和膏：生牛子、指甲桃秸、附子、桂枝、大黄、当归、肉桂、生草乌、生川乌、地龙、僵蚕、赤芍、白芷、黄芪、姜黄各二两　川芎、川断、荆芥、防风、五灵脂、广木香、陈皮、土元各一两　香油七斤

浸药一天，炸枯去滓过滤，文火熬油，至滴水成珠，下樟丹（按一斤油七两丹计算）搅匀，文火收膏，搅入麝香（量随宜）即成。用时摊布上贴患处。半月换，一月为期。

119

2. 溃破期

（1）内治法：以补养气血为主。年老体弱者，宜用八珍汤加减；青少年宜用加味六味汤。不论男女老幼均可配服犀黄丸。

八珍汤加减：脓清稀者重用白术、山药。疼痛不止者加黄芪、乳香、没药。疮口红紫者加二花二两，连翘两半，黄芪二钱。自汗、盗汗、遗精者，加龙骨、煅牡蛎各三钱。疮口干燥，口干者，去白术加五味子。久不收口，色青者，加麻黄、肉桂、干姜。夜间疼重者，加当归、甘草各七钱，元参二两，双花四两。

加味六味汤：熟地一两，山药五钱，泽泻、茯苓、赤芍、丹皮各三钱，山甲一钱，枣皮四钱，水煎服，每日一剂。若遗精另服黄连一钱，肉桂一钱，三剂可愈。

犀黄丸：乳香、没药各二两，元寸、牛黄各三分，共研细末，黄米饭一两共捣为丸如粟米大，每服三钱，每晚老酒送服。

（2）外治法：疮口微小不易排脓者，配合外科扩创、外敷加皮膏：五加皮、丹参、血竭（后入）、生龙骨（后入）各一两，防风、葛根、白芷各五钱，当归、紫草各二两，香油斤半，黄蜡七两，先用香油浸药一日，然后将药熬枯，去滓过滤，加血竭、龙骨粉搅匀，入黄蜡融化，即可成膏。用时敷患处。

3. 恢复期

精神良好，饮食增加，无显著症状者，均用人参养荣汤、十全大补汤、归脾汤等调理之。

4. 跌打损伤引起的结核

宜内服：当归尾三钱，山甲、乳香、没药、黄芪各五钱，水煎服，每日一剂。或内服六味汤加当归、赤芍；上肢加桂枝、木通；下肢加牛膝、木瓜。外敷加味玉红膏，肿消后局部尚疼者，敷阳和膏。

法二：兰绍卿

1. 早期

手法：在患处用拇指腹由轻而重地反复按摩（必须重按），以达到血液通畅。

药物：外敷活血散。如出现皮疹，或局部发痒时，停敷；仅以手法治疗。按摩后可用紫草油涂擦，并注射壁虎注射液。

2. 已溃

手法：如踝关节，用拇指及其他四指，自内收长短肌及各肌群至伸趾长短肌等，用弹筋理筋法由上而下弹理通顺，在溃疮面周围应用重刺激旋回按摩。

药物：

Ⅰ. 如有多个疮面，须扩成一个，用硼酸水洗净，涂龙胆紫，撒珍珠散，再涂象油膏，外敷活血散。

Ⅱ. 如有瘘管用皮纸，搓成细条，蘸珍珠散塞入管中，再用活血散贴之。

Ⅲ. 注射壁虎注射液。

法三：涂文辉

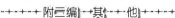

121

1. 未溃　宜温散寒邪，活血，破瘀，软坚。

内服药：麻黄一钱，制附子，山慈菇、红花各二钱，全虫八分，蜈蚣一条（去头足），土鳖、赤芍各钱五分，昆布、海藻、归尾、夏枯草各三钱，水煎，早晚分服。

外用药：甘遂、细辛各五钱，芫花三钱，大戟四钱，共为细末，用桐油调敷患处。

2. 已溃　宜助气养血，祛瘀解毒。

内服药：银花四钱，白术、党参、当归、龟胶各三钱，炙草钱半，土鳖、甲珠、黄连各二钱，黄芪五钱，水煎早晚分服。

外用药：白降（自制，水火降）、白砒各三钱，黑砂钱半，共为细末，撒油膏上少许敷患处，每三日换一次。敷后疼重，一周后坏死组织及瘘管，逐渐向外移位，二至三周自行脱落。

法四：汤琢成

内服消肿丹：元参、牡蛎、大贝母、昆布、全虫、土鳖各二两，川连四两，蜈蚣七钱，共为细末，炼蜜为丸，每服三钱，日二次，儿童酌减。能消毒解毒。连服一至三剂即愈。

内服托补败毒汤：当归、绵芪、潞参各四钱，银花一两二钱，川连、连翘各三钱，蒲公英七钱，焦术、全虫各二钱，土鳖、炙草各钱半，蜈蚣两条，水煎服。治骨结核已溃。能补益气血，托里透脓，修补骨质。若患部红肿，加黄芩、黄柏各二钱。若食欲不佳，加广皮二钱，云苓三钱。

川黄连纱条：川黄连 100g，加水适量，煮沸 20 分钟，连煮三次，过滤，再加热浓缩为 100ml，以纱布条浸透。用时纳入疮口。若疮口过小须扩创，或用细橡皮筋挂开。若有腐骨亦须取出。若已形成瘘管须填塞石降散纱条。

石降散：生石膏二钱，白降丹一钱，共为细末。凡士林纱布条蘸药末塞疮口内，注意此药腐蚀力大，只限一次。

法五：诸方受

五味龙虎散：血竭、三七、全虫、蜈蚣、土鳖各等分共为细末，每服一钱，早晚各服一次。能祛寒湿，温经络，解毒。连服五个月无反应。

法六：李占运

蜈蚣散：蜈蚣（去头炒）、全虫、血竭、甘草各三钱，山慈菇一两，乳香、没药、山甲珠各五钱，浙贝、花粉各一两五钱，元参、连翘、银花各二两，制马钱子二钱，共为细末。每服三钱，每日二次，适于骨结核初期。禁忌生冷、发物和房事。孕妇忌服。

加味仙方活命饮：黄芪、党参、银花、茜草各五钱，归尾、赤芍、花粉、浙贝、白芷、陈皮、连翘、慈菇各三钱，乳香、没药、山甲珠、甘草各二钱，全虫钱半，去头足蜈蚣二条，去头为末（冲服）。水煎服，每日一剂。治骨结核已溃而成瘘管，连服十至二十剂即愈。

法七：张凤坦

抗痨散：土元（煅）二两，制山甲、黄连、红花各两，煅蜈蚣两半共为细末，每服五分至一钱，每日二次。治早期脊柱及髋关节结核。能活血祛瘀，解毒生新。晚期化脓及体质虚弱者忌用。

三、治淋巴结核法　徐会起

铁脚威灵仙取枝叶捣烂，加麝香少许，敷患处半小时去药。敷后皮肤变黑色，继则红肿，甚则起水疱，出黄黏水，疼痛，无妨。两三日后即恢复正常，甚或持续十几天。治乳癌亦有效。

124

四、治骨髓炎法

法一：涂文辉

1. 早期　憎寒壮热，局部胀疼。

银花、土茯苓、黄柏、地骨皮各三钱，白芷、蝉蜕、甲珠、荆芥、栀子各二钱，当归五钱，黄连、防风各钱半，甘草钱，水煎分服，能消炎、杀菌、解毒。

2. 晚期　身体衰弱，面唇苍白，肌肤甲错，虚寒骨冷，黑夜发热，疼痛，脓液清稀不绝，局部下陷。

黄芪、银花各四钱，白芷、当归、党参、鹿胶、生地各三钱，川芎、甲珠、皂角、芥子各二钱，水煎分服。能助脾补土，凉血解毒。

丸药方：轻粉四钱，红升丹三钱，大米饭三两三钱，共研细末，米饭捣烂为丸，如绿豆大。每服十五至二十丸，白水送下，日二服，早晚分服。服药三日后口内涎液增多。若口唇出现水疱立即停服。用元参二钱，银花四钱，杭菊二钱，煎服解之。

法二：汤琢成

1. 急性

定疼退肿汤：当归、牛蒡子、地丁、野菊花、川黄连各三钱，赤芍、天花粉、乳香、没药、新会皮各二钱，金银花两七钱，连翘四钱，蒲公英八钱，水煎分服，每日一剂。能止疼消炎退肿。

芙蓉散：芙蓉叶七钱，雄黄钱半，黄柏、樟脑、大黄、白芷、姜黄、花粉、紫荆皮各二钱，共为细末。醋调搽患处，干即再搽，每天十余次。若已化脓，应扩创排脓，疮口用黄连纱条填塞。

2. 慢性已溃

托里汤：当归、熟地、连翘各三钱，绵芪、党参各四钱，焦术、广皮、炒川连各二钱，双花一两，白芷钱半，蒲公英五钱，土鳖一钱，水煎分服，每日一剂至愈。能托里排脓，生肌补骨。外用黄连纱条填塞，或撒生肌散。

生肌散：龙骨、炉甘石各二钱，梅片一分，紫贝齿钱半，白芷一钱，共为细末，用黄连纱条后，脓液减少，疮面渐生肉芽时撒之，即愈。

五、治骨梅毒法

法一：汤琢成

1. 初起

土茯苓汤：土茯苓一两，蜈蚣二条，银花一两二钱，黄柏、当归各三钱，灵仙、全虫、草薢、泽泻、苍耳子、黄芩各二钱，五加皮、白芷各二钱半，水煎分服，每日一剂，连服至愈。能解毒消炎，利湿清热。除服药外，每日加服鲜马齿苋一斤煎汤，或菜食均可。

2. 已溃

土茯苓汤原方去全虫、草薢、泽泻、黄芩、苍耳子，加黄芪三钱，党参四钱。马齿苋仍服。

扫毒散：轻粉、珍珠、白占各一钱，龙骨、炉甘石各二钱，樟丹五分，梅片一分，川连一钱，共为细末，撒布疮口。能祛腐、生肌、收口。

法二：陈发淦

万灵丹：斑蝥一百个，梅片二钱，朱砂二钱，面粉适量，以水一碗煮斑蝥至半碗，再煮一次去滓。将二次药液再煮成半碗倾出；先融化梅片，加朱砂，面粉为丸，如绿豆大，阴干，瓷瓶收贮。用量按虫数计算（一般每虫制十二丸左右），每次服一虫的2/3药丸，日服三次，空心盐汤送下。五日后增服一个虫的丸数。每服三日，停服一日。服后无副作用，惟病重者前三天，小便时微感刺疼，以后则无。能清热解毒杀菌。孕妇忌服。

按：此药原为治梅毒的专药，解放后开始用于骨结核与骨梅毒，效果亦颇显著。

附斑蝥的采集法：夏末秋初，豆类开花之时捉之，捉时以钳夹取，勿以手触之，因它常常分泌黄水甚毒，感染立即发生皮炎。若不慎感染，用鲜豆叶捣烂擦之即消。配药时应注意蒸汽喷染，操作后当将手洗净，以免擦眼而引起中毒。

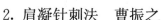

六、骨与关节病治疗法

1. 失枕针刺法　刘仁昌

取天柱、天窗刺患侧，承山刺对侧，强刺留针 20 分钟。两三次即愈。

2. 肩凝针刺法　曹振之

取条山穴（位于小腿条口穴前一横指处），用 3 寸毫针向承山穴方向直刺，约 2～2.5 寸深。用中刺激平泻平补手法，留刺 3～5 分钟。左疼取左，右疼取右，两侧疼取两侧。局部配肩髃、肩髎等穴。

3. 风湿性膝关节炎针刺法　曹振之

取人迎穴刺 4～6 分深，用中刺激平补平泻手法，留针 3～5 分钟，取同侧穴。配合局部穴亦可。愈后复发者再刺。

《七、治破伤风法》

1. 预防法　刘仁昌

黄芪一两，天麻、南星、川羌、防风、白附子、白芷各三钱，水煎服。

2. 治疗法

法一：刘仁昌

蝉蜕六两，天虫三钱，蜈蚣二条，全虫二钱，天麻三钱，琥珀二钱，用黄酒半斤煎服，汗出则愈。

法二：徐会起

蛴螬七个，蜈蚣、全虫、僵蚕各二钱，麻根炭五根（每根约市尺五寸长），共为细末，黄酒冲服。服后发微汗。若服一剂后症状见轻，但仍痉挛者，将蜈蚣加至四钱服即愈。